日系经典·超声入门书系

甲状腺和涎腺超声入门

COMPACT ATLAS of THYROID & SALIVARY
GLAND ULTRASOUND

中文翻译版

著 者 〔日〕高梨昇
总主译 杨天斗
总译审 张缙熙
主 译 朱 强 黄慧莲

科学出版社

北 京

图字：01-2017-8478

内 容 简 介

本书阐述了甲状腺、甲状旁腺和涎腺的超声诊断知识，以及超声医师必须掌握的临床知识点。全书分3章，第1章为甲状腺超声诊断，讲述了甲状腺激素与功能异常、甲状腺解剖、扫查方法与超声阅片方法及甲状腺弥漫性病变、结节性病变、发育异常等疾病的超声诊断方法；第2章为甲状旁腺超声诊断，介绍了甲状旁腺激素、甲状旁腺解剖、超声表现和疾病扫查方法；第3章重点阐述了涎腺解剖、超声表现、扫查方法、检查要点及涎腺肿瘤和非肿瘤性病变的超声诊断方法。为表达清晰，阐述明了，书中运用了大量的示意图、流程图和表格，将作者多年工作体会和临床经验加以归纳总结。本书具有简明精练的陈述方式、实用地道的主干内容，篇幅虽然不大，但字字珠玑，精辟凝练，浓缩了相关的大部分精华知识，且病例种类多，资料全，内容编写尽可能达到所述知识皆为临床所需的目的。

本书适合超声医师和相关科室医师阅读参考。

KOUJOUSEN DAEKISEN ATLAS
© NOBORU TAKANASHI 2004
Originally published in Japan in 2004 by VECTOR CORE Inc.
Chinese (Simplified Character only) translation rights arranged with VECTOR CORE Inc. through TOHAN CORPORATION, TOKYO.

图书在版编目（CIP）数据

甲状腺和涎腺超声入门/（日）高梨昇著；朱强，黄慧莲主译. —北京：科学出版社，2018.12
（日系经典·超声入门书系）
ISBN 978-7-03-059479-2

Ⅰ.①甲… Ⅱ.①高…②朱…③黄… Ⅲ.①甲状腺疾病-超声波诊断②唾液腺疾病-超声波诊断 Ⅳ.①R581.04②R781.704

中国版本图书馆CIP数据核字（2018）第257176号

责任编辑：郭 威 高玉婷/责任校对：张怡君
责任印制：赵 博/封面设计：龙 岩

科学出版社 出版
北京东黄城根北街16号
邮政编码：100717
http://www.sciencep.com
三河市春园印刷有限公司 印刷
科学出版社发行 各地新华书店经销
*
2018年12月第 一 版 开本：787×1092 1/32
2023年 7 月第四次印刷 印张：4 1/4
字数：119 000
定价：29.00元
（如有印装质量问题，我社负责调换）

原书前言

近年来，超声仪器设备和技术的迅速发展，明显提高了图像的品质和多普勒成像的敏感性，并促使超声影像在浅表器官方面的应用，从以往应用较为成熟的乳腺和甲状腺扩展至涎腺、整形、全身浅表部位肿瘤等广泛领域。为此，在决定编写系列丛书的乳腺和甲状腺超声影像诊断部分时，将其分为乳腺和甲状腺两个单独的分册。笔者荣幸地担任了甲状腺分册的主编。鉴于乳腺和甲状腺以外器官、组织的超声诊断的专业用书较少，故在甲状腺分册中增添了涎腺部分，最终成了《甲状腺和涎腺超声入门》。

本书主要面向初学者，利用照片和图像说明基本扫查方法和相关解剖知识，并在此基础上增加提示要点，以使本书易读易懂。同时还对甲状腺激素有关内容做了简要说明，以便读者能对甲状腺疾病更好地理解和诊断。本书采用前后页面相对方式逐条叙述，并尽可能地增加超声图像，图文并茂，便于读者加深理解。

本书能够顺利完成，得益于19年来超声影像诊断工作中积累的经验。在这期间承蒙诸多前辈、教授悉心指导。借此机会特别感谢启蒙老师山近纪念综合医院院长久保田光博先生、静冈县立癌症中心生理检查室南里和秀技师长和平时经常给予指导的东海大学八王子医院院长松崎松平先生、病理诊断科的涩谷诚先生。

如果本书能够对学习甲状腺、涎腺超声影像诊断的医师有所帮助，笔者将深感荣幸。

最后，对在成书过程中给予大力支持的东海大学八王子医院的以池田纪之科长为首的临床检查科团队和协助出版媒介中心的河合祐子氏深致谢意。

高梨昇

目 录

第1章 甲状腺超声诊断 — 1

一、甲状腺激素与功能异常 — 1
  1. 甲状腺激素的合成 — 1
  2. 甲状腺功能亢进症 — 2
  3. 甲状腺功能减退症 — 3
  4. 甲状腺疾病的实验室检查 — 4
  5. 实验室检查指标的诊断意义 — 5

二、甲状腺解剖 — 9
  1. 甲状腺与周围组织 — 9
  2. 正常甲状腺超声表现 — 11
  3. 甲状腺动脉与静脉 — 11

三、甲状腺扫查与超声阅片方法 — 13
  1. 体位与扫查方法 — 13
  2. 超声阅片方法 — 15
  3. 检查注意事项 — 15

四、超声诊断要点 — 16
  1. 弥漫性病变诊断要点 — 16
  2. 结节性病变诊断要点 — 20

五、各论一：甲状腺弥漫性病变 — 28
  1. 毒性弥漫性甲状腺肿 — 31
  2. 甲状腺功能正常的毒性弥漫性甲状腺肿 — 35
  3. 慢性甲状腺炎（桥本病） — 36

4. 无痛性甲状腺炎　　　　　　　　　　　　38
　　5. 亚急性甲状腺炎　　　　　　　　　　　　40
　　6. 单纯性弥漫性甲状腺肿　　　　　　　　　43
　　7. 急性化脓性甲状腺炎　　　　　　　　　　44
六、各论二：甲状腺结节性病变　　　　　　　　46
　（一）良性病变　　　　　　　　　　　　　　48
　　1. 滤泡性腺瘤　　　　　　　　　　　　　　49
　　2. 腺瘤样（结节性）甲状腺肿　　　　　　　54
　　3. 囊肿　　　　　　　　　　　　　　　　　56
　（二）恶性病变　　　　　　　　　　　　　　57
　　1. 乳头状癌　　　　　　　　　　　　　　　61
　　2. 滤泡癌　　　　　　　　　　　　　　　　63
　　3. 未分化癌　　　　　　　　　　　　　　　64
　　4. 髓样癌　　　　　　　　　　　　　　　　67
　　5. 恶性淋巴瘤　　　　　　　　　　　　　　69
七、各论三：发育异常　　　　　　　　　　　　72
　（一）甲状腺的发生　　　　　　　　　　　　72
　（二）甲状腺发育异常　　　　　　　　　　　72
　　异位甲状腺　　　　　　　　　　　　　　　73

第2章　甲状旁腺超声诊断　　　　　　　　　75

一、甲状旁腺激素　　　　　　　　　　　　　　75
二、甲状旁腺解剖　　　　　　　　　　　　　　75
三、甲状旁腺超声表现　　　　　　　　　　　　77
四、甲状旁腺扫查方法　　　　　　　　　　　　78
五、各论　　　　　　　　　　　　　　　　　　78
　　1. 原发性甲状旁腺功能亢进症　　　　　　　78
　　2. 继发性甲状旁腺功能亢进症　　　　　　　80
　　3. 无功能性甲状旁腺囊肿　　　　　　　　　85

第 3 章　涎腺超声诊断　　87

一、涎腺解剖和超声表现　　87
　1. 腮腺　　88
　2. 下颌下腺　　90
　3. 舌下腺　　92

二、涎腺扫查方法　　94
　1. 腮腺　　94
　2. 下颌下腺　　95
　3. 舌下腺　　96

三、超声检查要点　　97
　1. 涎腺实质回声变化　　97
　2. 肿瘤性病变及其特性　　97

四、各论一：涎腺肿瘤　　100
　1. 多形性腺瘤　　102
　2. 腺淋巴瘤（Warthin 瘤）　　106
　3. 涎腺癌　　109
　4. 恶性淋巴瘤　　113

五、各论二：非肿瘤性病变　　114
　1. 涎石　　115
　2. 涎腺囊肿　　118
　3. Sjögren 综合征　　120
　4. 流行性腮腺炎　　121
　5. 慢性涎腺炎　　122
　6. 儿童复发性腮腺炎　　123

第1章　甲状腺超声诊断

一、甲状腺激素与功能异常

甲状腺是内分泌器官，甲状腺疾病可分为甲状腺功能异常和功能正常两类。掌握甲状腺功能、甲状腺激素及自身抗体等基础性知识非常重要。

1. 甲状腺激素的合成

图　甲状腺激素的合成与反馈机制

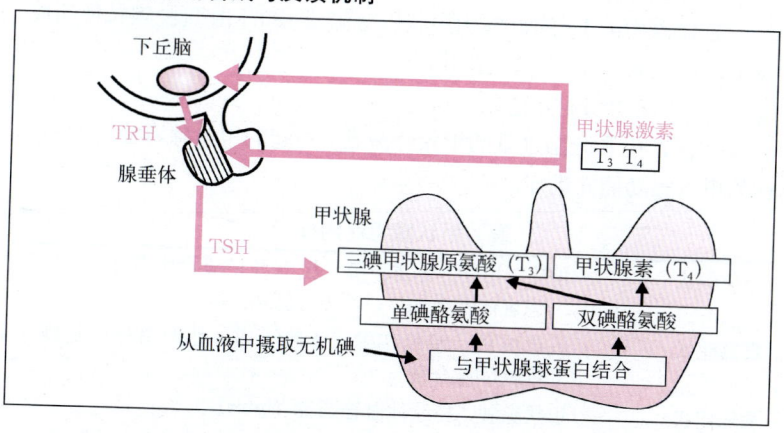

① 甲状腺从血液中摄取无机碘，在甲状腺特异性酶——甲状腺过氧化物酶的作用下将无机碘转换成有机碘。

② 有机碘与甲状腺特异性蛋白——甲状腺球蛋白结合，产生单碘酪氨酸和双碘酪氨酸。

③ 单碘酪氨酸与双碘酪氨酸结合形成三碘甲状腺原氨酸（T_3），与双碘酪氨酸相互结合形成甲状腺素（T_4）。

④ T_3、T_4 以胶质的形式贮存在甲状腺滤泡内，需要时水解、分

泌进入血液。

⑤血液中的 T_3、T_4，99.9% 以上与血浆蛋白（甲状腺素结合球蛋白、甲状腺素转运蛋白、白蛋白）结合。

⑥促甲状腺激素（TSH）参与甲状腺激素的合成与分泌。

⑦TSH 由腺垂体分泌，并与甲状腺滤泡上皮细胞膜上的 TSH 受体结合，通过 cAMP 系统调节甲状腺激素的合成与分泌。

⑧TSH 的分泌由下丘脑的促甲状腺激素释放激素（TRH）刺激引起，相反，甲状腺激素的负反馈机制抑制其分泌。

⑨在甲状腺激素中发挥作用的是未与蛋白结合的游离型。游离 T_4 约占总 T_4 的 0.03%，游离 T_3 约占总 T_3 的 0.3%。

⑩血液中 85% 的 T_4，在肝、肾等组织中进行脱碘，转换成强活性的甲状腺激素 T_3 和无活性的甲状腺激素 rT_3（反 T_3）。

⑪血液中的 T_3，约 20% 由甲状腺分泌，约 80% 由 T_4 脱碘转换而成。因此，T_3 反映 T_4 的末梢代谢状况。

2. 甲状腺功能亢进症

①因产生和分泌过量的甲状腺激素，引起的甲状腺毒症（下表），称为甲状腺功能亢进症。

表 甲状腺毒症的症状

全身症状	怕热，出汗，体重下降（但 10% 的毒性弥漫性甲状腺肿患者体重增加），乏力，低热
眼部症状	眼球突出，眼睑挛缩，上睑下垂，眼睑肿胀，复视，Graefe 综合征
颈部症状	甲状腺肿，持续性血管杂音（bruit）
循环系统症状	脉搏加快，心悸，气短，心房颤动，淤血性心功能不全，收缩期高血压
消化系统症状	食欲亢进，腹泻
皮肤症状	皮肤潮湿，手掌红斑，甲床分离（Plummer 手），脱毛，胫骨前方黏液性水肿，色素沉着
神经和肌肉症状	手指震颤，肌力下降，周期性四肢麻痹
精神症状	多动，失眠，情绪不稳
生殖系统症状	月经异常（月经稀少，闭经）

②甲状腺功能亢进症的代表性疾病是毒性弥漫性甲状腺肿，其他疾病少见，如分泌激素的甲状腺自主高功能腺瘤（Plummer病）、垂体TSH分泌瘤等。

③毒性弥漫性甲状腺肿是体内产生TSH受体的自身抗体（TSH受体抗体），从而刺激甲状腺使其肿大，产生过量的甲状腺激素。

④除甲状腺功能亢进症外，引起甲状腺毒症的常见疾病有破坏性甲状腺炎。另外，还有服用过量甲状腺激素。

⑤破坏性甲状腺炎是由于甲状腺滤泡被破坏，向血液中释放激素，引起一过性甲状腺毒症。

⑥破坏性甲状腺炎包括疑似病毒引起的亚急性甲状腺炎和自身免疫性无痛性甲状腺炎，但无论哪一种其病因均未确定。

3. 甲状腺功能减退症

①甲状腺功能减退症是甲状腺激素的产生和分泌过程发生异常，引起血液中甲状腺激素水平降低，出现各种全身症状的病理状态（下表）。

表 甲状腺功能减退症的症状

全身症状	全身疲惫，肩酸，怕冷，体重增加，低代谢，全身水肿，动作迟缓，声嘶
眼部症状	眼睑水肿
循环系统症状	心脏黏液性水肿，缓脉，低血压
消化系统症状	食欲缺乏，便秘，舌体肥大
皮肤症状	皮肤干燥，脱发
神经和肌肉症状	腓肠肌痉挛，Lamberts综合征，肌力下降，肌肉肥大
精神症状	记忆力下降，嗜睡，计算力减退，言语缓慢
生殖系统症状	月经紊乱（月经过多，闭经）

②甲状腺功能减退症中常见的是慢性淋巴细胞性甲状腺炎（桥本病）引起的原发性甲状腺功能减退症。

③除原发性外，引起甲状腺功能减退症的病因还包括垂体性（继发性）和下丘脑性（三发性）。另外，还有甲状腺激素不敏感综合征、

一过性甲状腺功能减退症等。

④一过性甲状腺功能减退症包括破坏性甲状腺炎、产后一过性甲状腺功能紊乱、放射性碘（RI）治疗后、毒性弥漫性甲状腺肿术后等。

4. 甲状腺疾病的实验室检查

甲状腺疾病的实验室检查中重要的项目是功能检测和抗体检测。

▶甲状腺功能检测

①甲状腺激素。为 T_3、T_4、游离 T_3、游离 T_4，常规检测具有功能的游离型甲状腺激素。

② TSH。同游离 T_3、游离 T_4 一起进行常规检测。

③ TRH 兴奋试验。应用于下丘脑、垂体病变引起的中枢性甲状腺功能异常的诊断。

▶甲状腺自身抗体等的其他检测

① TSH 受体抗体（TRAb）可检测 TSH 结合抑制免疫球蛋白（TBII）和甲状腺刺激性抗体（TSAb）。前者可干扰阻断 TSH 与 TSH 受体结合，后者与 TSH 受体结合，产生 cAMP。TSAb 是反映甲状腺刺激活性的自身抗体，TSAb 检测是诊断毒性弥漫性甲状腺肿最有意义的检查项目。另外，还可检测甲状腺刺激阻断性抗体（TSBAb），常用于诊断无甲状腺肿的甲状腺功能减退症（萎缩性甲状腺炎）。

②抗甲状腺球蛋白抗体（TgAb）。为甲状腺滤泡胶质内主要成分甲状腺球蛋白的抗体，常见于慢性淋巴细胞性甲状腺炎（桥本病），也见于毒性弥漫性甲状腺肿。

③抗甲状腺过氧化物酶抗体（抗微粒体抗体）。抗微粒体抗体是甲状腺微粒体抗体的一种，它与补体结合，造成滤泡细胞的损伤。其抗原是甲状腺过氧化物酶。目前可进行抗甲状腺过氧化物酶抗体的检测。如果抗甲状腺过氧化物酶抗体和抗甲状腺球蛋白抗体为阳性时，慢性淋巴细胞性甲状腺炎的可能性大。

④甲状腺素结合球蛋白（TBG）。为甲状腺激素结合蛋白（TBP）的一种，在肝合成和分泌。从甲状腺分泌的 T_3、T_4，大部分与 TBP 结合，游离 T_4、T_3 只占少部分。游离 T_4 约占 0.03%，游离 T_3 只占 0.3%。除 TBG 外，TBP 还有 T_4 结合前白蛋白（TBPA）和 T_4 结合白蛋白。

TBG 在妊娠、服用雌激素制剂时会增高。所以，妊娠期检查甲状腺功能时应同时检查 TBG。

5. 实验室检查指标的诊断意义

▶*游离 T_3、游离 T_4 升高，TSH 降低*

①疑为甲状腺功能亢进症，应检查 TSH 受体抗体（TSAb），阳性时，应考虑毒性弥漫性甲状腺肿。

②如果 TSH 受体抗体为阴性，除破坏性甲状腺炎外，还应考虑甲状腺自主高功能腺瘤（Plummer 病）、妊娠期甲状腺毒症、摄入过量甲状腺激素等。

③甲状腺闪烁显像（放射性甲状腺摄 ^{131}I 率）可鉴别②中疾病。破坏性甲状腺炎的摄 ^{131}I 率降低；因甲状腺自主高功能腺瘤（Plummer 病）的结节吸碘，故摄 ^{131}I 率正常至升高。

▶*游离 T_3、游离 T_4 升高，TSH 正常或者升高*

①为 TSH 分泌不当综合征（syndrome of inappropriate secretion of thyroid stimulating hormone，SITSH），还应考虑甲状腺激素不敏感综合征、TSH 分泌瘤。

②几乎所有的甲状腺激素不敏感综合征是由于甲状腺激素受体的染色体异常，导致垂体对甲状腺激素负反馈作用不敏感，引起 TSH 升高，甲状腺激素也随之升高。

③甲状腺激素不敏感综合征中，虽然游离 T_3、游离 T_4 正常或升高，但是末梢组织对甲状腺激素无应答，所以大多数患者的代谢状态正常，无任何临床症状。

④甲状腺激素不敏感综合征表现为轻度弥漫性甲状腺肿。

⑤TSH 分泌瘤发生于腺垂体，多数为良性肿瘤。

⑥TSH 分泌瘤表现为游离 T_3、游离 T_4 升高，出现甲状腺毒症。

⑦TSH 分泌瘤中除了有分泌 TSH 的细胞外，还有分泌生长激素、催乳素、促卵泡激素、黄体生成素、肾上腺皮质激素等的细胞。

⑧除甲状腺激素不敏感综合征、TSH 分泌瘤外，还可以在甲状腺激素结合蛋白异常（如 TBG 的升高、白蛋白异常、前白蛋白异常等）时出现 TSH 正常、甲状腺激素升高的现象。

图 TSH 与甲状腺激素

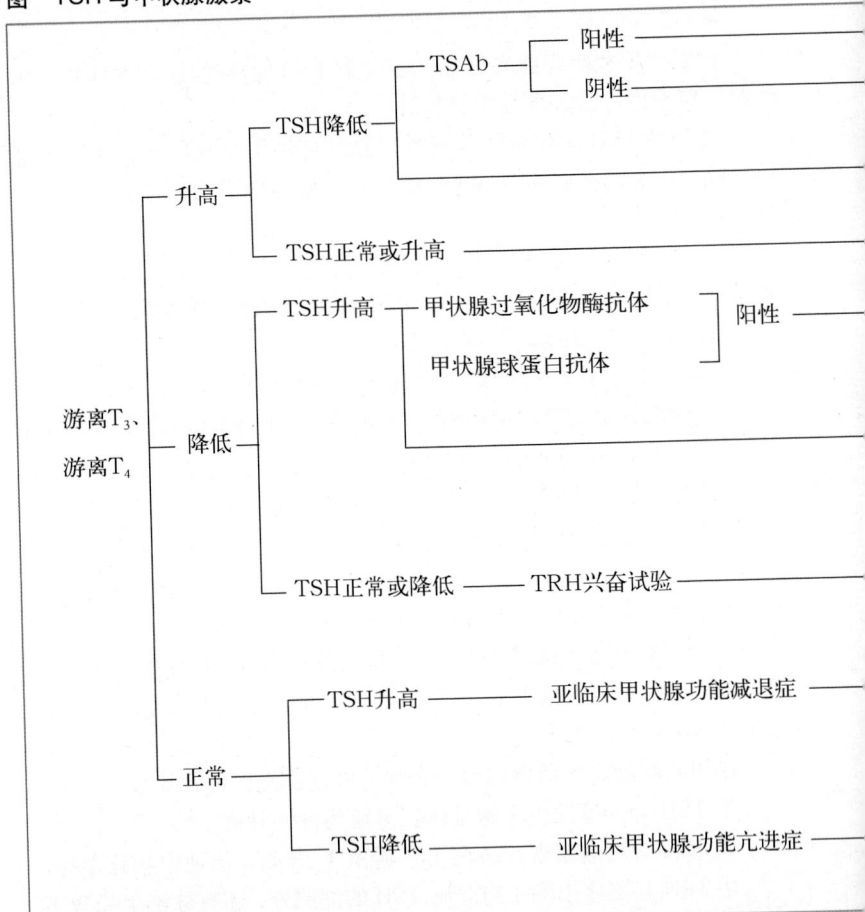

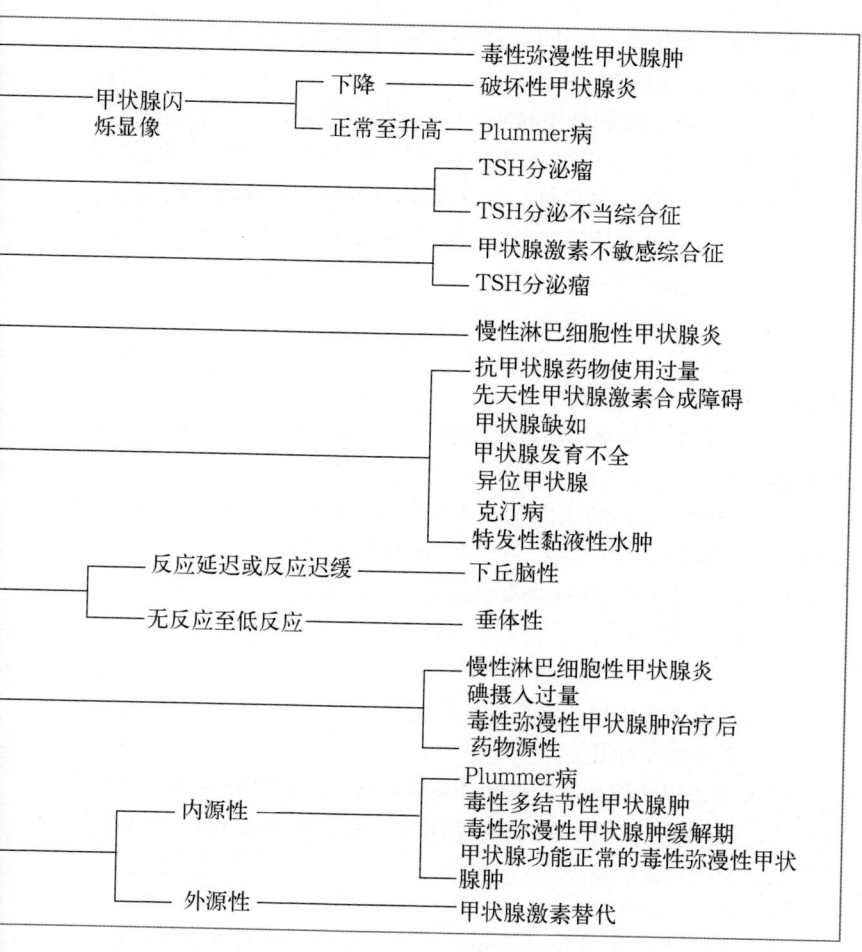

▶*游离 T_3、游离 T_4 降低，TSH 升高*

①考虑为原发性甲状腺功能减退症，多由慢性淋巴细胞性甲状腺炎引起。

②如果抗甲状腺过氧化物酶抗体和抗甲状腺球蛋白抗体呈阳性，应为慢性淋巴细胞性甲状腺炎。

③除慢性淋巴细胞性甲状腺炎外，引起原发性甲状腺功能减退症的还有先天性甲状腺激素合成障碍、甲状腺缺如、甲状腺发育不全、异位甲状腺、克汀病、特发性黏液性水肿、抗甲状腺药物使用过量等。

④一过性甲状腺功能减退症的病因为破坏性甲状腺炎恢复期、产后一过性甲状腺功能减退症等。

▶*游离 T_3、游离 T_4 降低，TSH 正常或降低*

①考虑为垂体性（继发性）或下丘脑性（三发性）疾病引起的甲状腺功能减退症。

②垂体性疾病的病因包括垂体腺瘤、Sheehan 综合征或休克引起的缺血，另外，还有医源性疾病、传染病、结节病、药物性等。

③下丘脑性疾病的病因包括原发性或转移性脑肿瘤、外伤、医源性疾病、传染病、结节病、孤立性 TRH 缺乏等。

④垂体性病变的 TRH 兴奋试验呈无或低反应，下丘脑性病变呈反应延迟或反应迟缓。

▶*游离 T_3、游离 T_4 正常，TSH 升高*

①考虑为亚临床甲状腺功能减退症。

②一般无自觉症状。

③亚临床甲状腺功能减退症的病因有慢性淋巴细胞性甲状腺炎、碘摄入过量、毒性弥漫性甲状腺肿治疗后、药物性因素（锂、胺碘酮、造影剂、干扰素等）等。

▶*游离 T_3、游离 T_4 正常，TSH 降低*

①考虑为亚临床甲状腺功能亢进症，甲状腺激素水平位于正常值上限。

②一般不出现甲状腺毒症，但可有轻微症状。

③亚临床甲状腺功能亢进症分为内源性和外源性两大类。

④内源性亚临床甲状腺功能亢进症是甲状腺激素轻微升高所引起的TSH抑制状态。

⑤内源性亚临床甲状腺功能亢进症包括腺瘤、自主分泌甲状腺激素的增生性疾病（Plummer病、毒性多结节性甲状腺肿）、毒性弥漫性甲状腺肿缓解期、甲状腺功能正常的毒性弥漫性甲状腺肿等。

⑥外源性亚临床甲状腺功能亢进症有甲状腺激素替代过量。

二、甲状腺解剖

1. 甲状腺与周围组织

图　甲状腺周围组织解剖

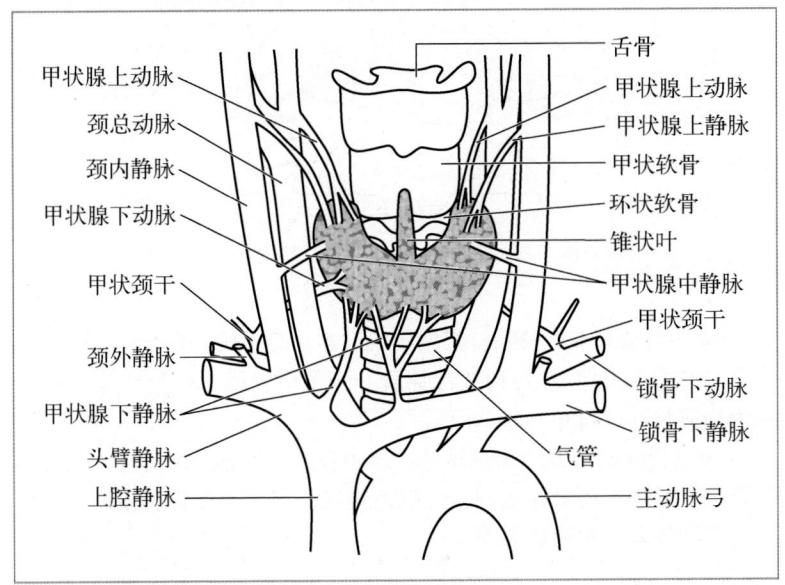

日野原重明編：ナーシング・マニュアル5　重要疾患編　糖尿病・甲状腺疾患看護マニュアル　改訂版．2001より改変

①甲状腺位于喉至气管（第3—4气管软骨环）的前方和侧方，由左右侧叶（lateral lobe）和相连左右侧叶的峡部（isthmus）、从峡部向上生长的锥状叶（pyramidal lobe）组成。

②与女性相比，男性咽部位置低，且甲状软骨突向前方，所以男性甲状腺位置较低。

③一般甲状腺右叶略大于左叶。

图　甲状腺周围组织的横断面

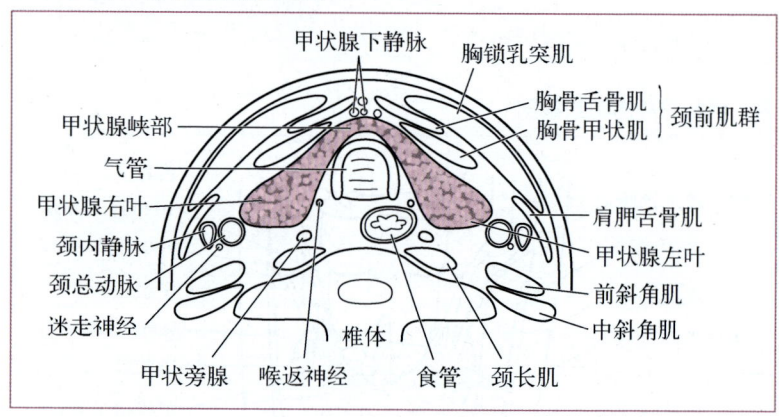

④甲状腺质量约20g，根据年龄、性别等不同存在个体差异。

⑤甲状腺的前方为胸骨舌骨肌、胸骨甲状肌，在超声检查中统称为颈前肌群（strap muscles）。

⑥甲状腺的侧方为颈总动脉、颈内静脉，后方为颈长肌、气管、食管等。另外，还有迷走神经、喉返神经、甲状旁腺等。超声无法显示喉返神经和正常甲状旁腺。

2. 正常甲状腺超声表现

正常甲状腺声像图（横切面）

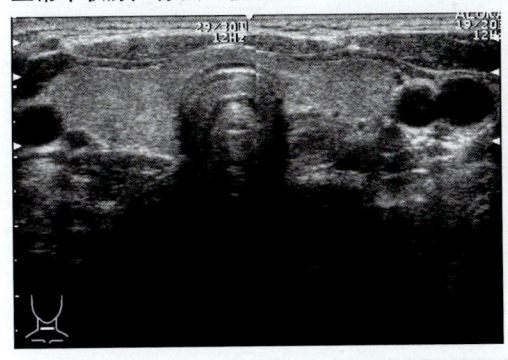

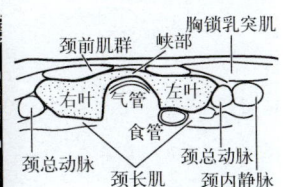

甲状腺为位于气管前方、回声略高的实质性器官，其前方为颈前肌群，两侧为圆形的颈总动脉

①甲状腺为均质的实质性器官，回声略高于胸锁乳突肌。
②气管的前方呈高回声，后方回声缺失。
③在横切面，甲状腺侧方显示圆形的颈总动脉和其外侧扁平的颈内静脉，左右对称。另外，甲状腺左叶的内后方显示食管颈段。
④甲状腺前方为颈前肌群，颈前肌群外侧为胸锁乳突肌。
⑤迷走神经位于颈内静脉的内后方，沿颈内静脉走行。

3. 甲状腺动脉与静脉

甲状腺上动脉与甲状腺上静脉

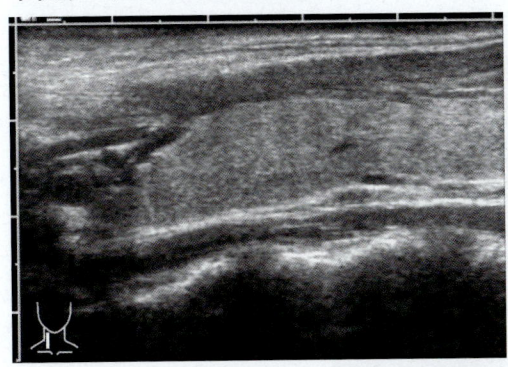

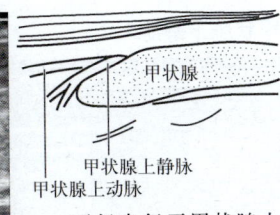

平行走行于甲状腺上极的甲状腺上动脉和甲状腺上静脉

甲状颈干

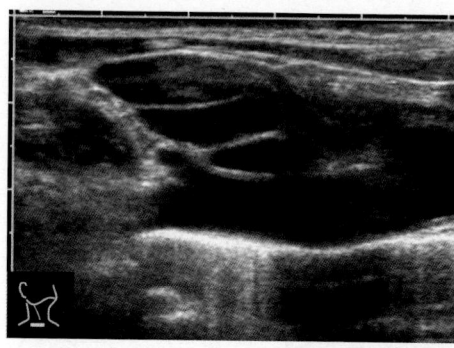

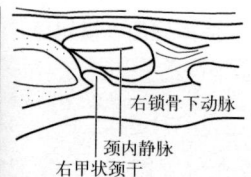

右锁骨下动脉
颈内静脉
右甲状颈干

从右锁骨下动脉发出右甲状颈干。随后，甲状颈干分出甲状腺下动脉，后者沿颈总动脉后方走行至甲状腺

甲状腺下动脉

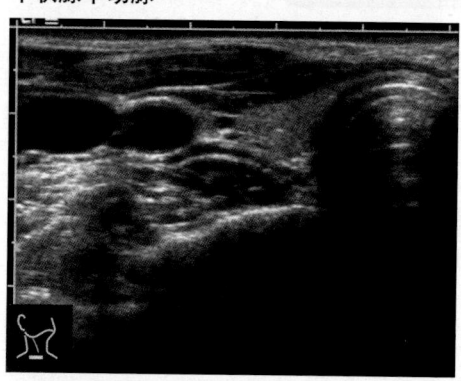

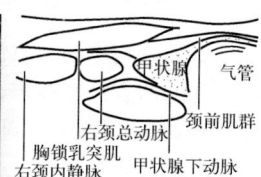

甲状腺　气管
右颈总动脉　颈前肌群
胸锁乳突肌
右颈内静脉　甲状腺下动脉

甲状腺下动脉沿右颈总动脉后方走行至甲状腺背侧

甲状腺下静脉

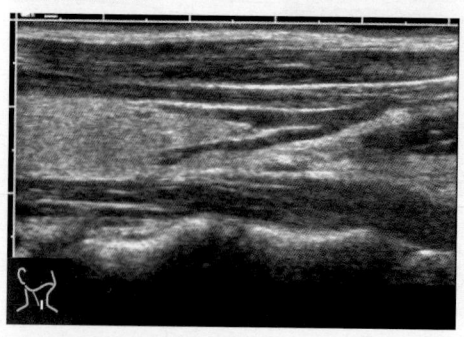

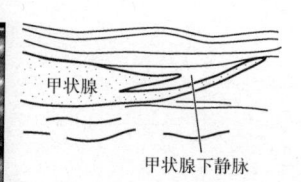

甲状腺

甲状腺下静脉

图示位于甲状腺下极的甲状腺下静脉

①甲状腺上动脉和甲状腺下动脉左右各一对，很少见到甲状腺最下动脉。

②甲状腺静脉有甲状腺上静脉、甲状腺中静脉、甲状腺下静脉，左右各一。

③流经 1g 甲状腺组织的血液为 5ml/min。突眼性甲状腺肿，甲状腺功能处于亢进状态时，由于血供丰富，上下各有一对共 4 条动脉均扩张供血。

(1) 甲状腺动脉

①甲状腺上动脉（superior thyroid artery）。为颈外动脉的第一个分支，走行过程中分出喉上动脉，并在甲状腺上极分为前内侧支和后侧支，进入甲状腺。

②甲状腺下动脉（inferior thyroid artery）。从锁骨下动脉的第二个分支甲状颈干发出，走行于颈总动脉背侧，在甲状腺下极的后方进入甲状腺。甲状腺下动脉也为甲状旁腺供血。

③甲状腺最下动脉（lowest thyroid artery）。直接从头臂干或主动脉弓发出，从峡部或下极进入甲状腺。该动脉较少见。

(2) 甲状腺静脉

①甲状腺上静脉（superior thyroid vein）。从甲状腺上极发出，与甲状腺上动脉并列走行，在颈内外动脉分叉部水平汇入颈内静脉。

②甲状腺中静脉（middle thyroid vein）。从甲状腺侧叶中部发出，汇入颈内静脉。

③甲状腺下静脉（inferior thyroid vein）。从甲状腺下极发出，右侧汇入头臂静脉，左侧汇入锁骨下静脉。

三、甲状腺扫查与超声阅片方法

1. 体位与扫查方法

①患者仰卧位，抬起下颌充分伸展颈部。

②观察侧叶时，颜面部朝向对侧，扫查更为方便。

③甲状腺的基本扫查方法有纵切面扫查和横切面扫查。首先，横切面扫查观察甲状腺整体，了解整个腺体后，再进行纵切面扫查。

患者体位

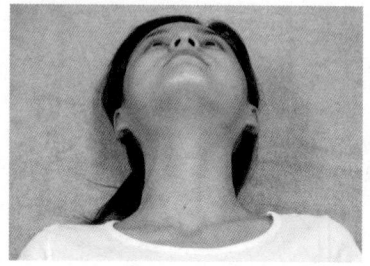

患者仰卧位，抬起下颌，伸展颈部

患者体位（检查侧叶时）

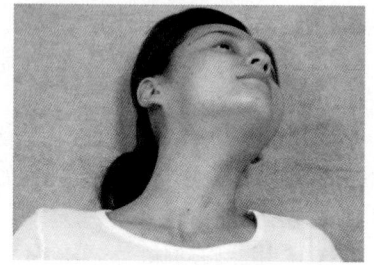

检查右叶时，颜面部朝向左侧，伸展颈部，充分暴露视野；检查左叶时，颜面部朝向右侧

横切面扫查

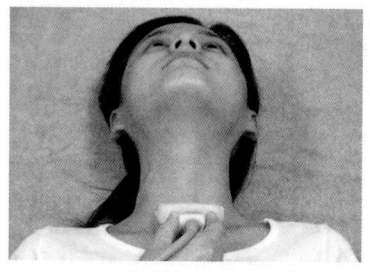

平行移动探头，从甲状腺上极扫查至下极，在横切面观察甲状腺整体

纵切面扫查

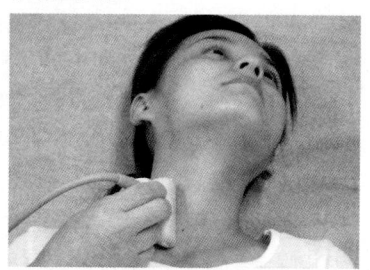

可观察整个侧叶，甲状腺上极显示在声像图的左侧

横切面扫查（观察侧叶时）

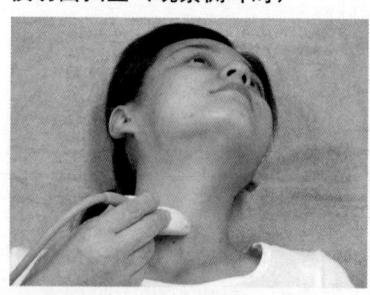

2. 超声阅片方法

①横切面（水平切面）。横切面是从患者的足侧观察，患者右侧的解剖结构显示在声像图的左侧。

②纵切面（矢状切面）和长轴切面。在纵切面（矢状切面），患者头侧的解剖结构显示在声像图的左侧。另外，平行于气管长轴（人体正中轴）的切面称为纵切面；平行于甲状腺侧叶长轴的切面称为长轴切面。

图　甲状腺与超声阅片方法

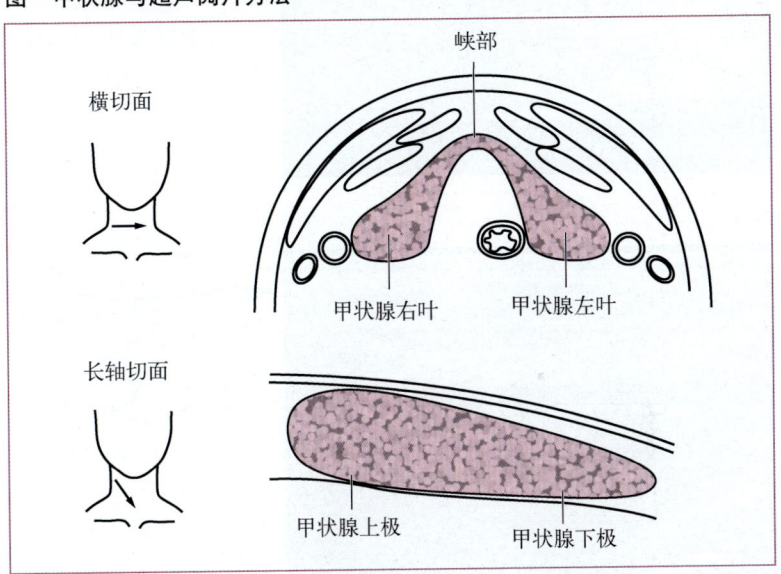

3. 检查注意事项

①在甲状腺下极，应注意观察甲状旁腺、纵隔内甲状腺肿、纵隔肿瘤等。

②不仅要观察甲状腺，而且也应留意血管走行、淋巴结肿大等。

③甲状腺癌可侵犯周围组织，所以应仔细观察周围肌层、气管等邻近组织。

④如果锁骨影响观察甲状腺下极，可以让患者做深呼气。

呼吸时甲状腺下极的位置

平静呼吸

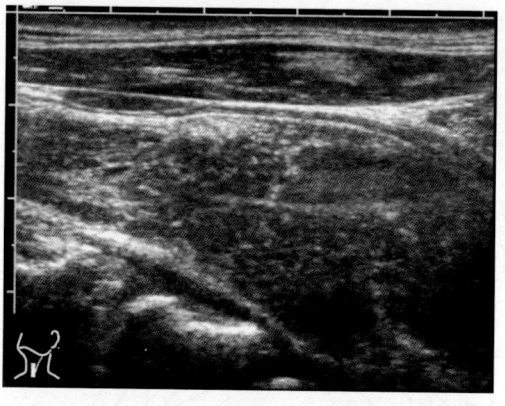

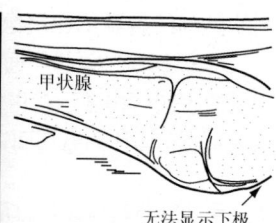

无法显示下极

平静呼吸时无法显示甲状腺下极,而深呼气后可以显示

深呼气

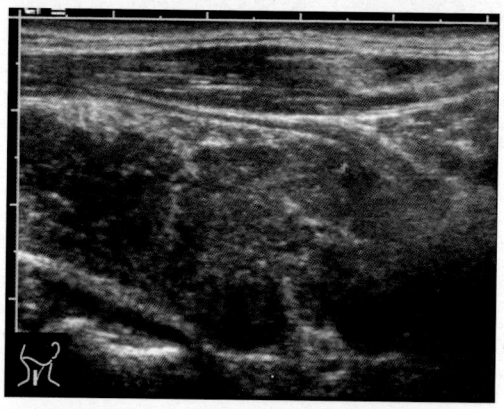

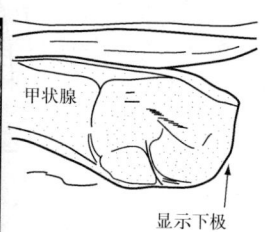

显示下极

四、超声诊断要点

1. 弥漫性病变诊断要点

①确认有无甲状腺肿大。正常甲状腺一般长 50mm、厚 15mm、宽 20mm,峡部厚 3mm,大于上述值则定为肿大。甲状腺肿大时,横切面显示侧叶向前增厚、圆钝(下图)。

表　成人正常甲状腺大小（mm）

	右叶	左叶
长	43.9±4.6	42.8±5.3
厚	13.2±3.6	11.5±2.9
宽	15.4±3.1	14.4±3.4
峡部厚	2.5±0.9	

数据取自 90 例测量对象

图　甲状腺测量

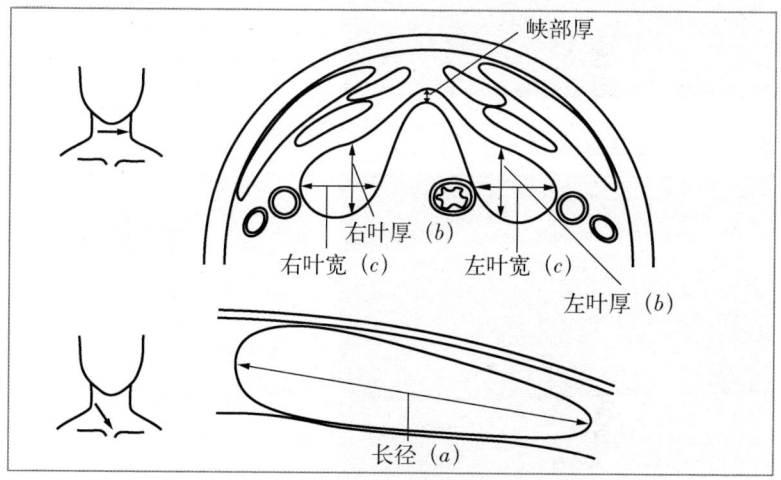

②甲状腺体积。

侧叶体积：$\pi/6 \times (a \times b \times c)$

峡部体积：约为两个侧叶体积的 5%

③确认有无甲状腺萎缩。

④甲状腺实质回声改变（请参考下一页的声像图）。

慢性淋巴细胞性甲状腺炎：表现为整个腺体回声减低和不均匀，以及增粗，但是这种改变可随病情发生变化。

毒性弥漫性甲状腺肿：表现为回声减低和不均匀，但是这种改变可随病情发生变化。

破坏性甲状腺炎：表现为局限性低回声区。

慢性淋巴细胞性甲状腺炎

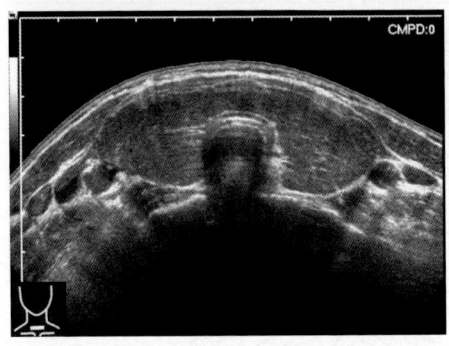
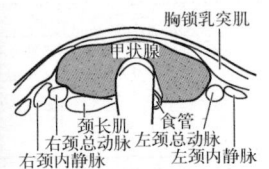

甲状腺增厚，圆钝，肿大，实质回声明显减低

毒性弥漫性甲状腺肿

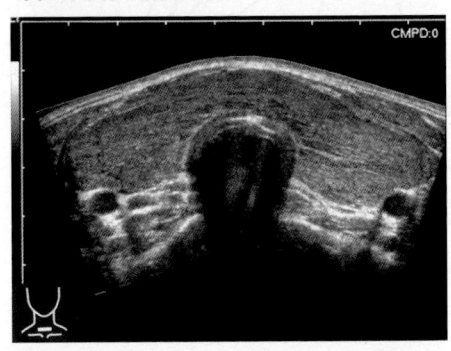
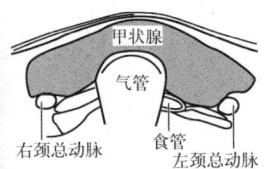

甲状腺双侧叶均肿大，实质回声减低

破坏性甲状腺炎

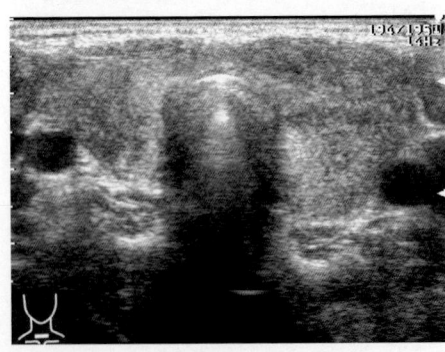
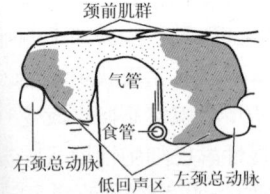

甲状腺左叶肿大，双侧叶均显示边界模糊的低回声区

⑤甲状腺血流动力学变化

- 在毒性弥漫性甲状腺肿或甲状腺体积增大时,血流动力学也发生变化,血流量增多,甲状腺动脉扩张。彩色多普勒显示甲状腺内丰富的血流信号。
- 在毒性弥漫性甲状腺肿,甲状腺的血管扩张、血流增加与血管内皮细胞生长因子(vascular endothelial growth factor,VEGF)有关。由于毒性弥漫性甲状腺肿患者体内的 IgG 刺激 TSH 受体,产生 VEGF,使血管内皮细胞增殖、融合,导致血管扩张,甲状腺内血流增加。
- 大部分毒性弥漫性甲状腺肿,随着治疗甲状腺功能转为正常,血流信号也减少。
- 应用脉冲多普勒测量血流,主要测量甲状腺上动脉的血流量。
- 在亚急性甲状腺炎、无痛性甲状腺炎等破坏性甲状腺炎,发病早期出现甲状腺毒症,而腺体内低回声区因滤泡破坏,缺乏血流信号,随着病情恢复,逐渐显示血流。

毒性弥漫性甲状腺肿

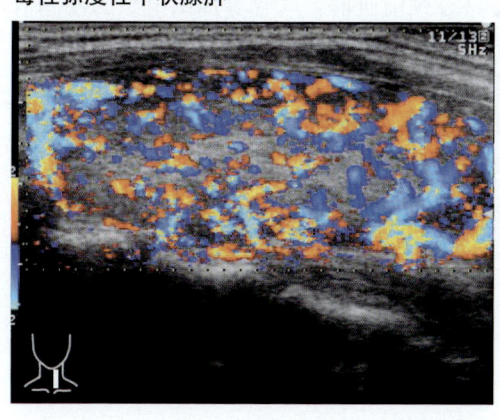

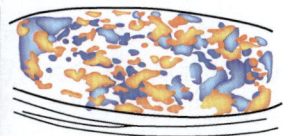

整个左叶特别是低回声区域显示丰富的血流信号

亚急性甲状腺炎

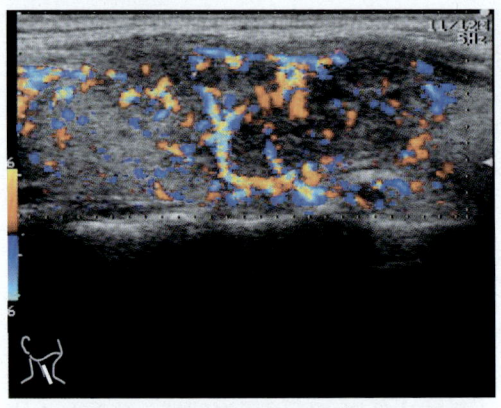

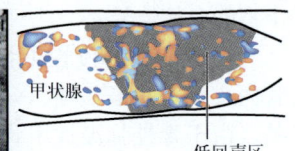

病变早期，右叶的低回声区无血流信号，而低回声区的周围却显示血流信号

2. 结节性病变诊断要点

在结节性病变（肿瘤），不仅要评价结节的形态、边界、内部回声等直接征象，还应结合颈前肌群、气管等周围组织的浸润情况，即间接征象对其评估。另外，还可以通过彩色多普勒评价血流、通过弹性成像评价质硬程度等。但是，恶性病变中的滤泡癌、髓样癌等也出现良性征象，所以鉴别良恶性肿瘤存在一定难度。下面是2011年日本超声医学会发表的《甲状腺结节（肿瘤）超声诊断标准（修订版）》。

表 甲状腺结节（肿瘤）的超声诊断标准

	主要所见				次要所见	
	形态	边界	内部回声		微小钙化	边界
		清楚和特性	回声水平	均匀性	强回声	低回声晕环
良性征象	规则	清楚光滑	高至低	均匀	（－）	整齐
恶性征象	不规则	模糊毛糙	低	不均匀	多发	不规则/无

〈注〉

①用于超声诊断客观评价价值高的项目（明确的）为"主要所见"，如占恶性肿瘤中90%的乳头状癌的特征；与主要所见相比，在统计学上比率较低的情况视为"次要所见"

②高至中等水平的内部回声是良性征象，具有临床意义

③粗大钙化在良恶性结节中均可见

④局部淋巴结肿大是恶性征象，具有临床意义

⑤具有良性征象的结节，大部分是腺瘤样（结节性）甲状腺肿、滤泡性腺瘤

⑥具有恶性征象的结节，大部分是乳头状癌、滤泡癌、髓样癌、恶性淋巴瘤和未分化癌

⑦具有良性征象的恶性病变是微小侵犯型滤泡癌及小于10mm的微小乳头状癌、髓样癌、恶性淋巴瘤

a. 微小侵犯型滤泡癌常呈良性征象

b. 小于10mm的微小乳头状癌，边界光滑，可不伴有钙化

c. 髓样癌常发生在甲状腺上极1/3处，可呈良性征象

d. 恶性淋巴瘤常以慢性淋巴细胞性甲状腺炎为基础病变，其特征性表现为边界清楚、内部低回声、后方回声增强

⑧具有恶性征象的良性病变是亚急性甲状腺炎、腺瘤样（结节性）甲状腺肿

a. 在亚急性甲状腺炎，炎症区的低回声表现可呈恶性征象

b. 腺瘤样（结节性）甲状腺肿可表现为无晕环、边缘模糊

[引自：Jpn J Med Ultrasonics vol.38 no.6（2011年）]

（1）直接征象

①形态。为肿瘤的整体观，分为规则和不规则。规则包括有圆形、椭圆形等。相对于腺瘤的圆形、椭圆形，癌表现为不规则形态。

形状规则

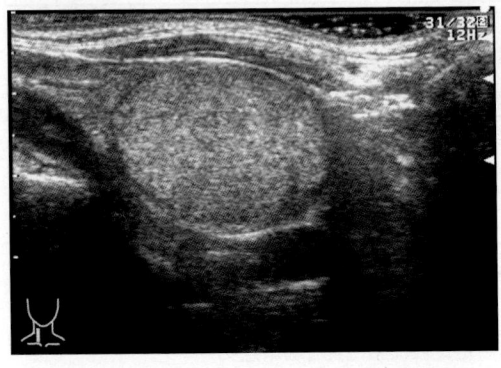

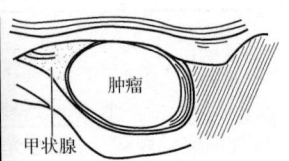

为滤泡性腺瘤，椭圆形，内部呈均匀的高回声

形状不规则

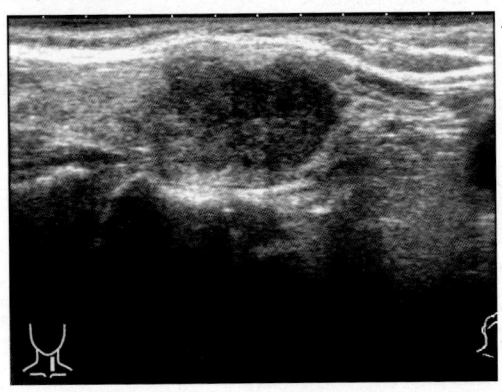

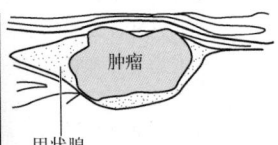

为乳头状癌，形态不规则，内部回声不均匀

②边界。以往也被称作边缘。一般分为清楚（包括光滑）和不清楚（包括模糊、毛糙）2种，后者是恶性肿瘤的重要征象。

边界清楚光滑

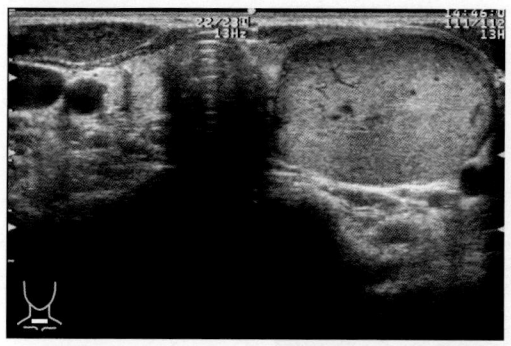
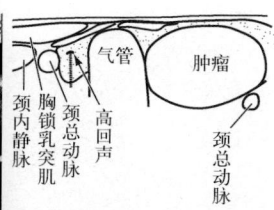

肿瘤呈规则的圆形，边界清楚、光滑

边界毛糙

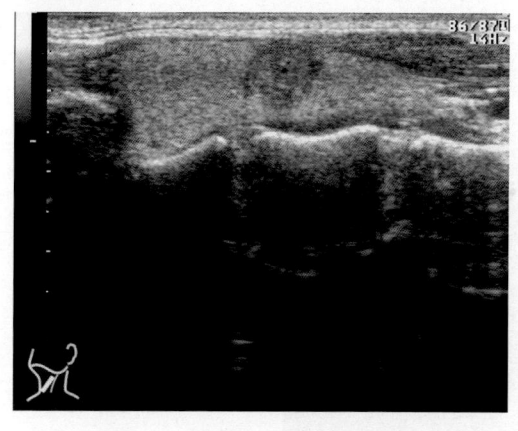
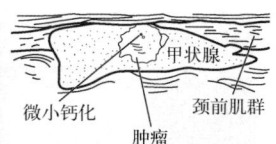

低回声肿瘤的边界毛糙，内部有微小钙化。组织学诊断为乳头状癌

③晕环。腺瘤的包膜表现为周边部低回声晕环，相对规则，是腺瘤的特征性征象之一。如果晕环不规则，出现中断或局限时，考虑为恶性。

晕环规则

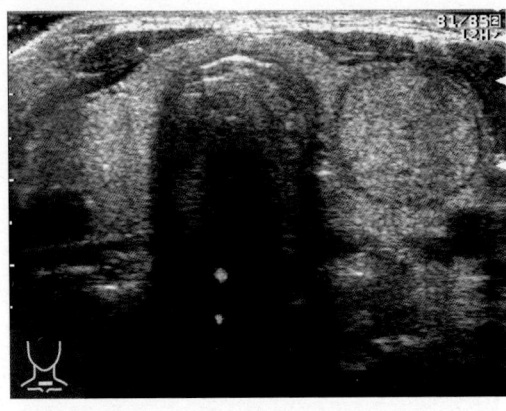

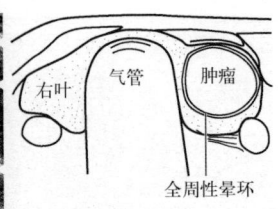

为滤泡性腺瘤，显示全周性环状晕环

晕环不规则

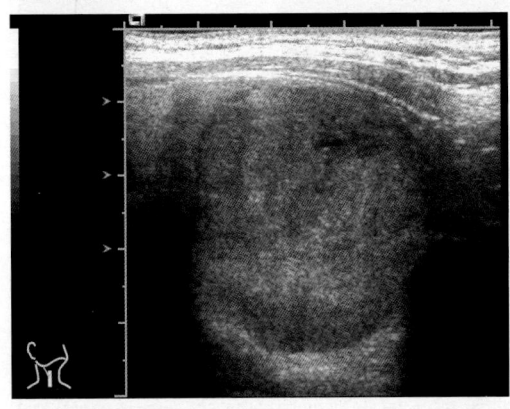

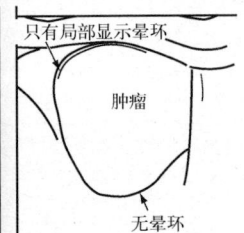

为乳头状癌，只在肿瘤前侧方显示晕环，而肿瘤后方无晕环

④内部回声。内部回声可从三个方面描述，即回声水平、均匀性、钙化。回声水平是对实性部分而言，它与周围甲状腺组织比较，可分为高至低回声。与正常甲状腺组织相比，大部分癌症回声水平低，而腺瘤回声却与其相近或略高。均匀性可分为均匀和不均匀。钙化表现为强回声，周边部钙化不作为诊断参考征象。根据肿瘤内部钙化和数量，一般认为单发的粗大钙化为良性病变，多发的微小钙化为恶性病

变。钙化是乳头状癌、髓样癌等癌症的特征性征象之一，但也见于腺瘤、腺瘤样（结节性）甲状腺肿。与癌症的钙化相比，腺瘤的钙化更为粗大、数量更少，且常出现在腺瘤的边缘。在腺瘤样（结节性）甲状腺肿也经常出现较大的斑片状钙化。

内部呈均匀的高回声

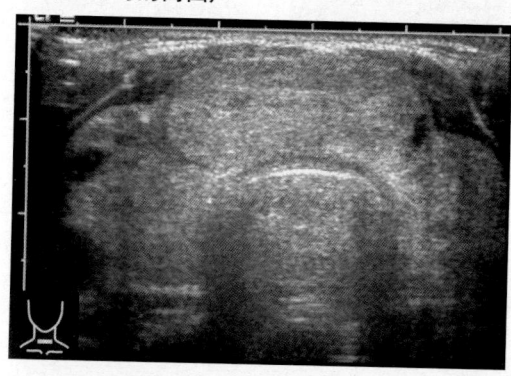
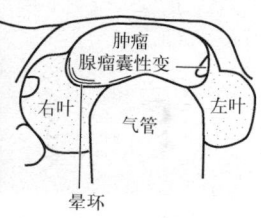

为滤泡性腺瘤，肿瘤内部呈均匀的高回声。肿瘤边缘显示囊性变

肿瘤内部的微小钙化

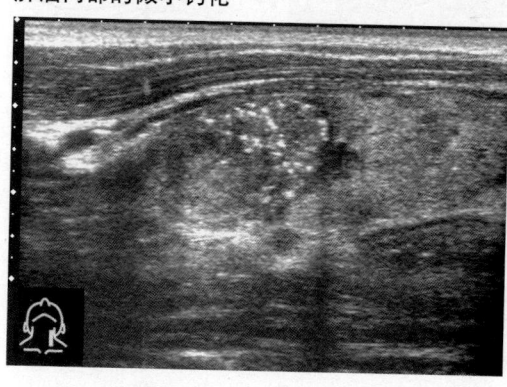
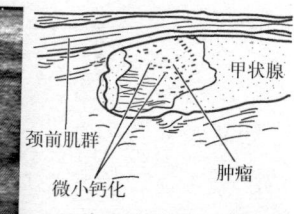

为乳头状癌，肿瘤回声略低，内部显示多发微小钙化

（2）间接征象

①颈前肌群。甲状腺癌可侵犯颈前肌群，反之，发现此征象应考虑恶性病变。但是，较大的良性肿瘤也可压迫颈前肌群。因此，应结合吞咽等动作动态观察，与侵犯征象相鉴别。

侵犯颈前肌群

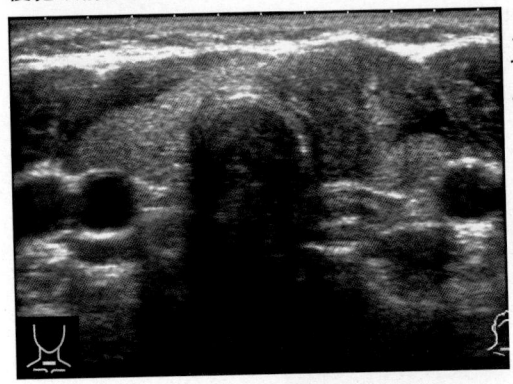
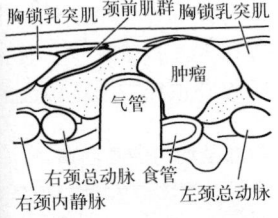

甲状腺左叶的低回声肿瘤形态不规则，突向前方，与颈前肌群分界不清

②气管。与颈前肌群相同，恶性病变可侵犯气管，所以应确认肿瘤与周围组织分界。较大的良性肿瘤可压迫气管，致其移位。

气管移位

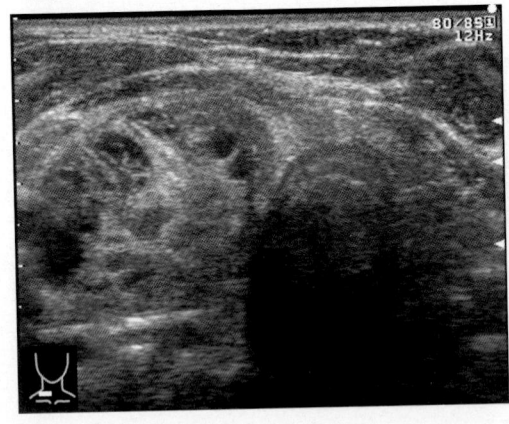
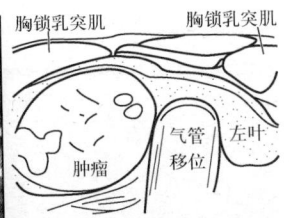

甲状腺右叶较大肿瘤；形态规则，边界清楚、光滑，气管向左侧移位

侵犯气管

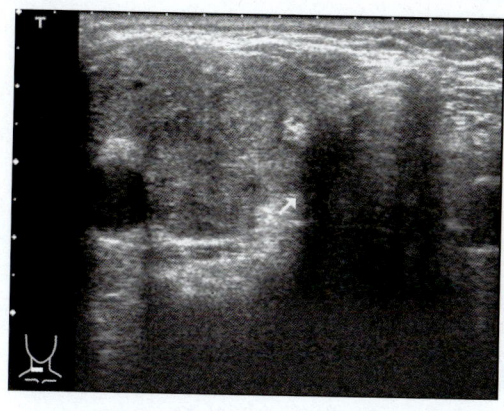

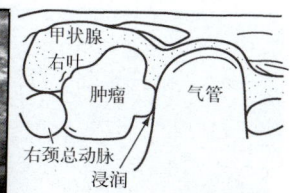

甲状腺右叶低回声肿瘤,形态不规则,局部突向气管

(3) 多普勒

目前,彩色多普勒应用于肿瘤的血流评价、经皮乙醇注射疗法(PEIT)的疗效判断,脉冲多普勒则应用于甲状腺上动脉血流量的测量等。但是,利用彩色多普勒很难鉴别良恶性肿瘤,多数情况只做参考。在腺瘤,彩色多普勒显示从边缘流向内部的血流,而无贯穿血流。但是滤泡癌不仅显示从边缘流向内部的血流,而且内部血流也丰富。

滤泡性腺瘤的彩色多普勒声像图

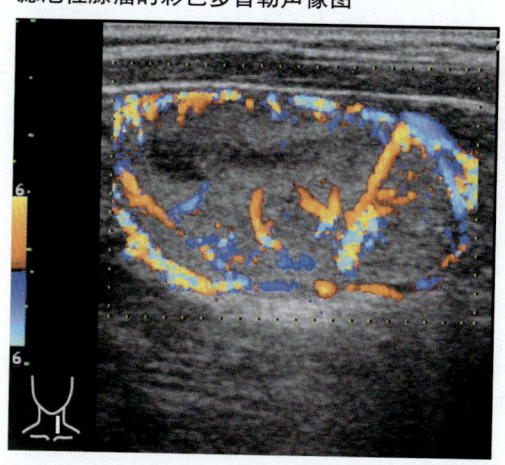

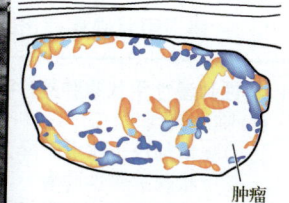

显示围绕肿瘤边缘的环状血流信号

乳头状癌的彩色多普勒声像图

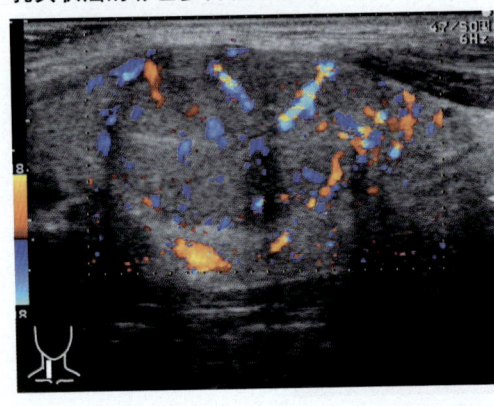

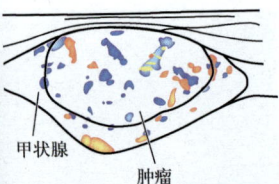

甲状腺
肿瘤

显示流入肿瘤内部的血流信号,而无围绕肿瘤边缘的血流信号

乳头状癌与腺瘤不同,既没有边缘血流,内部血流也未必丰富,但是大部分情况下可以观察到贯穿血流。

五、各论一:甲状腺弥漫性病变

甲状腺弥漫性病变的代表性疾病是毒性弥漫性甲状腺肿、慢性甲状腺炎(桥本病)、无痛性甲状腺炎、亚急性甲状腺炎。下面介绍上述疾病的日本甲状腺学会诊断指南(第7次议案)。

表 甲状腺疾病诊断指南(日本甲状腺学会第7次议案)

---

1. 毒性弥漫性甲状腺肿的诊断指南
(1) 临床表现
  ①脉搏加快、体重下降、手指震颤、多汗等甲状腺毒症表现
  ②甲状腺弥漫性肿大
  ③眼球突出或特殊眼部征象
(2) 辅助检查
  ①游离 T_4 与游离 T_3,两者之一或两者均升高
  ② TSH 降低(小于 $0.1\mu U/ml$)
  ③抗 TSH 受体抗体(TRAb、TBII)阳性或刺激性抗体(TSAb)阳性
  ④甲状腺摄 ^{131}I(或 Tc)率升高,闪烁显像呈弥漫性

续　表

　　诊断为毒性弥漫性甲状腺肿
　　　　出现（1）中的1项以上，（2）的全部4项
　　可能为毒性弥漫性甲状腺肿
　　　　出现（1）中的1项以上，（2）中的①、②、③
　　怀疑为毒性弥漫性甲状腺肿
　　　　出现（1）中的1项以上，（2）中的①、②，游离 T_4、游离 T_3 持续升高3个月以上
提示
①多数情况，胆固醇降低，碱性磷酸酶升高
②很少出现只有游离 T_3 升高、游离 T_4 正常的情况
③出现眼部症状、TRAb 或者 TSAb 阳性，但游离 T_4 及 TSH 正常时，称为甲状腺功能正常的毒性弥漫性甲状腺肿或者甲状腺功能正常眼病
④老年人一般无临床症状，甲状腺肿大也不明显
⑤在儿童，可出现学习能力下降、身高生长过快、烦躁等
⑥在排除无痛性甲状腺炎时，可以参考游离 T_3（pg/ml）/ 游离 T_4（ng/dl）比值

2. 慢性甲状腺炎（桥本病）的诊断指南
（1）临床表现
　　甲状腺弥漫性肿大，但并不是毒性弥漫性甲状腺肿等原因所致
（2）辅助检查
　　①甲状腺微粒体（TPO）抗体阳性
　　②抗甲状腺球蛋白抗体阳性
　　③细胞学检查确认淋巴细胞浸润
　　诊断为慢性甲状腺炎（桥本病）
　　　　出现（1）及（2）中的1项以上

提示
①无明确病因的原发性甲状腺功能减退症应怀疑慢性甲状腺炎（桥本病）
②无甲状腺功能异常，也无甲状腺肿大，但是抗微粒体抗体和（或）抗甲状腺球蛋白抗体阳性时，应怀疑慢性甲状腺炎（桥本病）
③自身抗体阳性的甲状腺肿瘤，应考虑合并慢性甲状腺炎（桥本病）
④甲状腺超声检查发现内部回声减低、不均匀，应高度怀疑慢性甲状腺炎（桥本病）

3. 无痛性甲状腺炎的诊断指南
（1）临床表现
　　①不伴有甲状腺疼痛的甲状腺毒症
　　②甲状腺毒症自行缓解（一般在3个月内）
（2）辅助检查

续 表

①游离 T_4 升高
② TSH 降低（小于 $0.1\mu U/ml$）
③抗 TSH 受体抗体阴性
④甲状腺摄 ^{131}I（或 Tc）率降低
诊断为无痛性甲状腺炎
　　出现（1）和（2）的全部
怀疑为无痛性甲状腺炎
　　出现（1）的全部和（2）中的①—③

提示
①可在慢性甲状腺炎（桥本病）或毒性弥漫性甲状腺肿缓解期发生
②常在产后数月发生
③大多数甲状腺毒症较轻
④病变早期的甲状腺毒症常被漏诊，但是当发现随后出现的一过性甲状腺功能减退症时，才考虑本病
⑤很少出现抗 TSH 受体抗体阳性

4. 亚急性甲状腺炎的诊断指南
(1) 临床表现
　疼痛性甲状腺肿
(2) 辅助检查
　①C 反应蛋白（CRP）或者红细胞沉降率升高
　②游离 T_4 升高，TSH 降低（小于 $0.1\mu U/ml$）
　③甲状腺超声检查可发现与疼痛部位一致的低回声区
诊断为亚急性甲状腺炎
　　出现（1）和（2）的全部
怀疑为亚急性甲状腺炎
　　出现（1）和（2）中的①及②

以下除外
　慢性淋巴细胞性甲状腺炎病情加重、囊肿内出血、急性化脓性甲状腺炎、未分化癌

提示
①常伴有上呼吸道感染的前驱症状，出现高热的情况并不少见
②甲状腺疼痛常常移至对侧
③理论上，甲状腺自身抗体应为阴性，但是在病程中偶尔呈弱阳性
④细胞学检查可发现多核巨细胞，但无肿瘤细胞、无慢性淋巴细胞性甲状腺炎的细胞学特异性表现
⑤急性期，甲状腺摄 ^{131}I（或 Tc）率下降

1. 毒性弥漫性甲状腺肿

【超声表现】

①甲状腺肿大。

②甲状腺实质回声轻度减低或几乎正常。

③甲状腺实质回声不均匀减低，表示处于活动期（回声随病情发生变化）。

④甲状腺内部及周边血管扩张，此表现反映甲状腺内血流量增加。

⑤彩色多普勒也显示腺体内丰富的血流信号。

⑥通常随着治疗甲状腺功能转为正常时，血流信号也减少。

⑦脉冲多普勒的血流测量，主要应用于甲状腺上动脉，表现为血流量增加。

【临床特征】

①本病是体内产生甲状腺 TSH 受体抗体的自身免疫性疾病。

②由于 TSH 受体抗体刺激甲状腺，使之产生和分泌过量的激素，从而引起甲状腺功能亢进症。

③ TSH 受体抗体（TBII、TSAb）为阳性，游离 T_4、游离 T_3 升高，血清 TSH 降低。

④伴随甲状腺功能亢进症，出现 Merseburg 三联征（甲状腺肿、眼球突出、心悸）。

⑤出现多汗、心悸、气短、食欲增加（罕见食欲减退）、体重下降、急躁、全身疲倦感、易疲劳、肌力下降、周期性四肢麻痹、儿童生长过快、闭经等。

⑥毒性弥漫性甲状腺肿的治疗有抗甲状腺药物治疗、放射性碘治疗、甲状腺次全切除术、经皮乙醇注射疗法（PEIT）等。

⑦甲状腺激素异常迅速地作用于中枢神经系统、循环系统等多个系统，使生命陷入危急状态，称为甲状腺危象。

【提示】

①应与出现甲状腺毒症的无痛性甲状腺炎、亚急性甲状腺炎、Plummer 病等疾病鉴别。

②在妊娠早期（妊娠8～13周），因人绒毛膜促性腺激素（HCG）刺激甲状腺，可出现一过性甲状腺功能亢进症。

病例1 毒性弥漫性甲状腺肿

初诊时

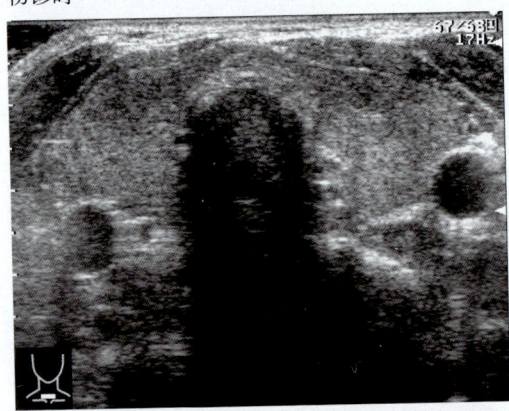

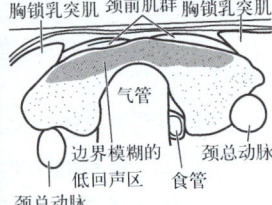

初诊时的甲状腺横切面，显示甲状腺肿大，腺体浅侧出现边界模糊的低回声区

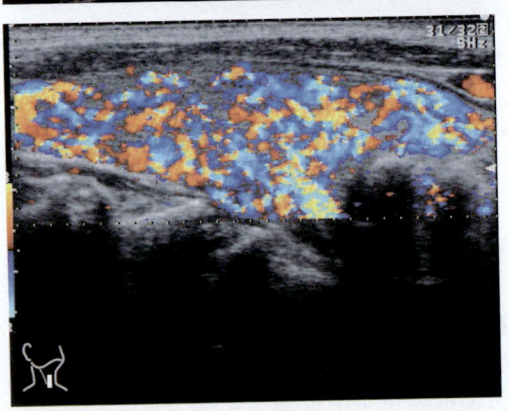

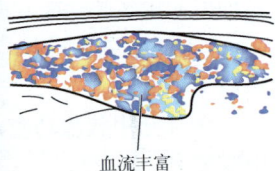

初诊时右叶纵切面彩色多普勒声像图，显示甲状腺内丰富的血流信号

治疗期声像图

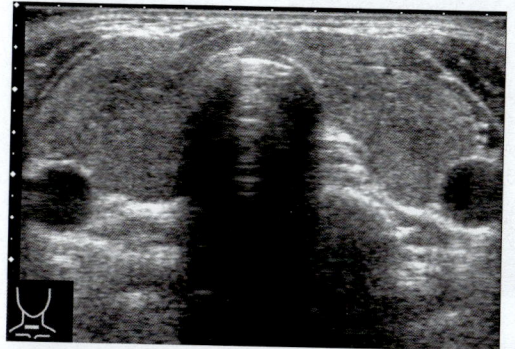
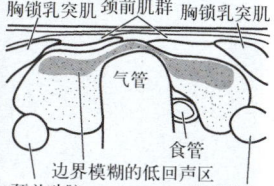

为治疗期甲状腺横切面，与初诊时相似，甲状腺仍肿大，但是低回声区的范围已缩小

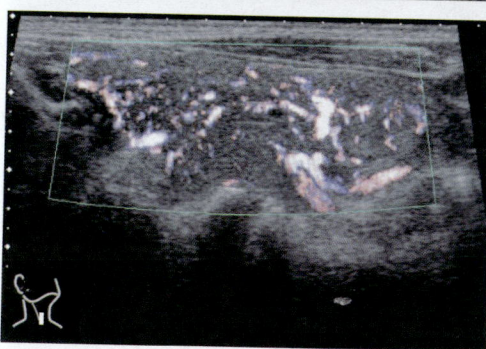
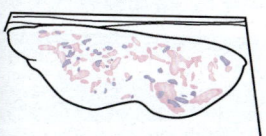

治疗期右叶纵切面彩色多普勒声像图，与初诊相比，甲状腺内血流信号已减少

病例2　毒性弥漫性甲状腺肿

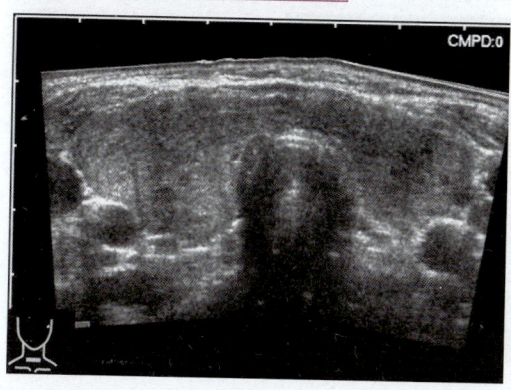
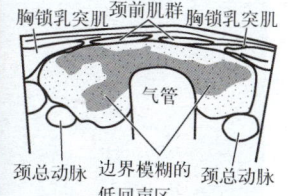

甲状腺右叶明显肿大，颈前肌群侧腺体回声不均匀减低

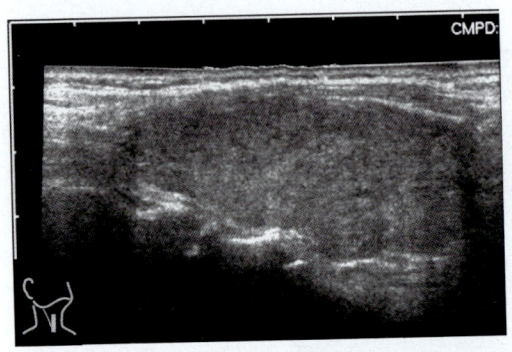
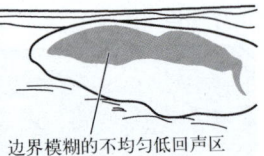

边界模糊的不均匀低回声区

病例3　毒性弥漫性甲状腺肿

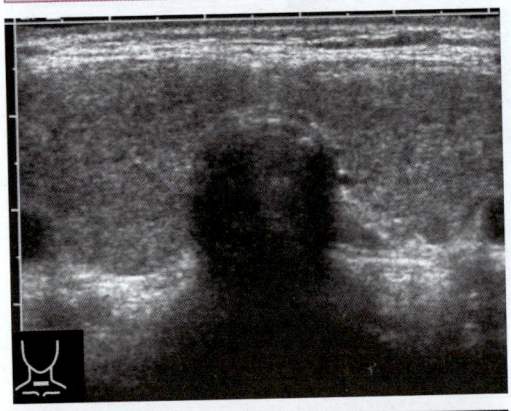
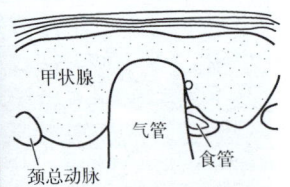

甲状腺弥漫性肿大，实质回声不均匀，回声减低

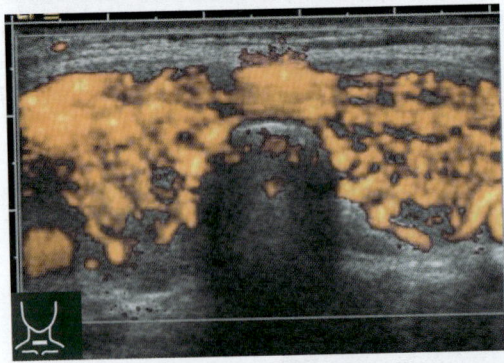
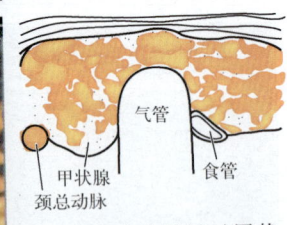

能量多普勒显示甲状腺内丰富的血流信号

2. 甲状腺功能正常的毒性弥漫性甲状腺肿

【超声表现】

甲状腺回声呈正常水平，几乎无变化。

【临床特征】

① 出现眼球突出等毒性弥漫性甲状腺肿的眼部症状，但甲状腺激素水平在正常范围内，无甲状腺毒症症状。

② TSH 受体抗体（TSAb）为阳性。

【提示】

虽出现眼球突出等毒性弥漫性甲状腺肿的眼部症状，但甲状腺功能处于低下状态，称为甲状腺功能低下的毒性弥漫性甲状腺肿。

甲状腺功能正常的毒性弥漫性甲状腺肿

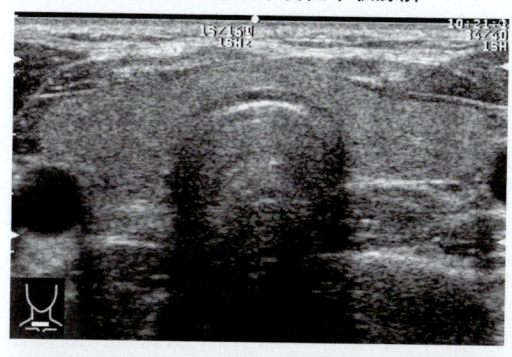

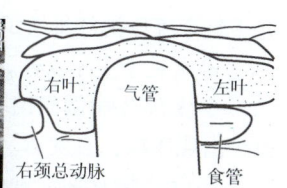

甲状腺长径增大，显示轻度肿大，但实质回声均匀，无回声减低

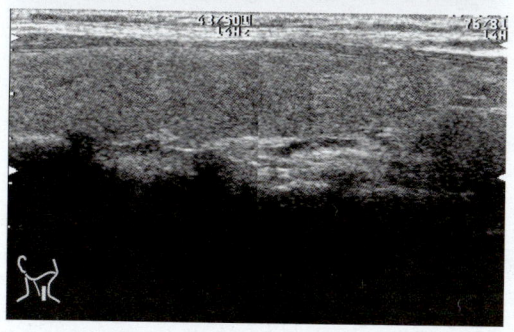

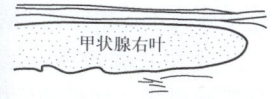

3. 慢性甲状腺炎（桥本病）

【超声表现】

①甲状腺肿大，表面凹凸不平。

②如果纤维化进一步发展，可出现甲状腺萎缩。

③甲状腺实质回声整体减低（回声减低提示严重的滤泡破坏引起的功能低下），随着病情变化可在局部发生改变或无明显改变。

④甲状腺实质回声增粗，出现大小不等的类结节。

【临床特征】

①是体内产生甲状腺自身抗体，引起甲状腺组织破坏的特异性自身免疫性疾病。

②组织学显示淋巴细胞、浆细胞浸润，淋巴滤泡弥漫形成。

③随着病情发展，出现不同程度的病理表现，包括淋巴细胞浸润，几乎整个腺体被纤维组织替换，极度萎缩的滤泡零星出现等。

④常见于中年女性，30～70岁患者约占80%。

⑤大部分病例只出现甲状腺肿大，可有颈部压迫感、异物感，很少出现压痛、自发痛。

⑥甲状腺对称性肿大，质硬如橡胶。另外，也可出现结节状肿大或萎缩至无法触诊到的程度。

【提示】

①自身免疫性慢性甲状腺炎是广义上的桥本病，它包括狭义上伴有甲状腺肿的桥本病和不伴有甲状腺肿的萎缩性甲状腺炎。在萎缩性甲状腺炎，甲状腺刺激阻断性抗体（TSBAb）多为阳性。

②甲状腺破坏引起甲状腺激素分泌减少，总称为原发性甲状腺功能减退症。如果病情持续发展，将会发生酸性黏多糖的皮下沉着，引起特有的水肿（特发性黏液性水肿）。如果病情恶化可发生黏液水肿性昏迷。

③在桥本病，恶性淋巴瘤的发生率高，如果出现明显的局限性低回声区，应怀疑合并恶性淋巴瘤。

④累及气管、食管等周围组织，甚至累及胸膜的严重纤维化称为 Riedel 甲状腺炎。该病出现气管、食管的压迫症状。

⑤Riedel 甲状腺炎的病因不明，但甲状腺自身抗体可呈阳性。一般甲状腺功能正常，纤维化严重时可引起甲状腺功能减退症。

⑥除桥本病外，引起甲状腺功能减退症的还有先天性甲状腺功能减退症的克汀病。克汀病是由于先天性甲状腺激素分泌不足，引起全身发育障碍和精神发育障碍。病因为甲状腺发育不全、异位甲状腺、甲状腺激素合成障碍，另外，还有垂体性、下丘脑性等中枢性激素合成障碍。

病例 1　桥本病

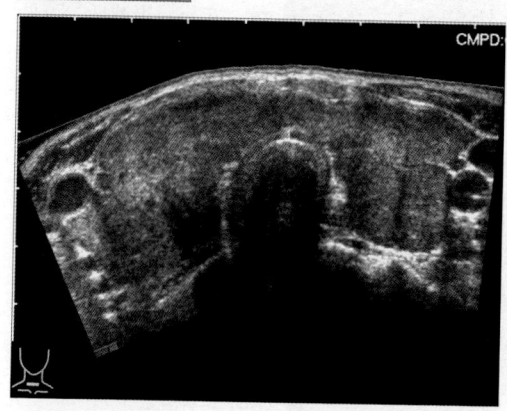

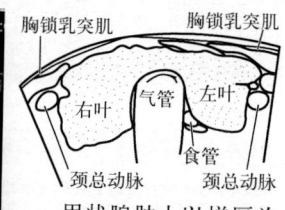

甲状腺肿大以增厚为著，实质回声减低。并且甲状腺表面凹凸不平

病例 2　桥本病

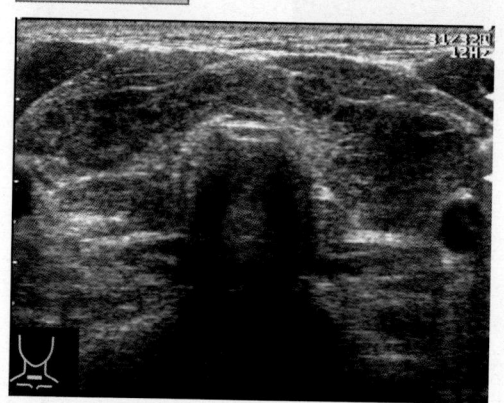

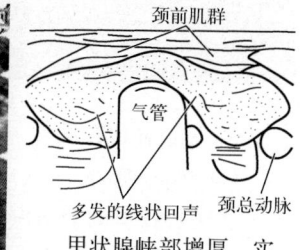

甲状腺峡部增厚，实质回声减低，可见多发不规则线状回声

病例3 桥本病

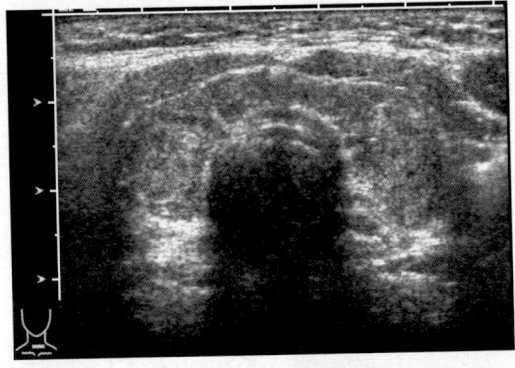

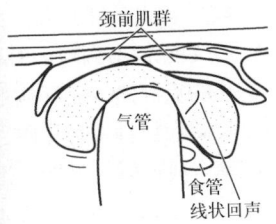

甲状腺两侧叶均萎缩，实质回声减低，可见不规则线状回声

病例4 亚临床甲状腺功能减退症

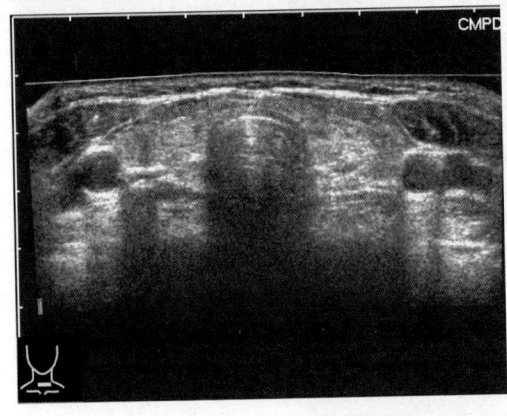

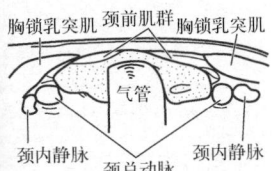

甲状腺无肿大，但实质回声不均匀

4. 无痛性甲状腺炎

【超声表现】

①边界模糊的低回声区散在或弥漫分布于甲状腺内。

②甲状腺轻度肿大。

③超声表现类似亚急性甲状腺炎的超声所见。

④甲状腺毒症期，低回声区内血流减少。

【临床特征】

①由于甲状腺滤泡被破坏，甲状腺激素急剧释放入血，出现一过性甲状腺功能亢进症。由于滤泡的破坏并不增加甲状腺激素的合成，所以随后就出现甲状腺功能减退症。随时间推移病情恢复时，甲状腺激素可恢复至正常水平。

②病因不明，常出现抗甲状腺球蛋白抗体阳性，故认为慢性甲状腺炎是基础病变。

③表现为无痛性、弥漫性甲状腺肿，可出现一过性甲状腺毒症，但并不出现亚急性甲状腺炎的疼痛、发热、红细胞沉降率加快等症状。

④甲状腺摄 ^{131}I 率反映甲状腺滤泡的破坏程度，所以本病的摄 ^{131}I 率下降，这与高摄 ^{131}I 率的毒性弥漫性甲状腺肿不同。

【提示】

①有毒性弥漫性甲状腺肿既往史的患者也可患无痛性甲状腺炎。

②分娩易诱发此病。

③使用干扰素也可诱发此病。

④可复发。

病例1　无痛性甲状腺炎

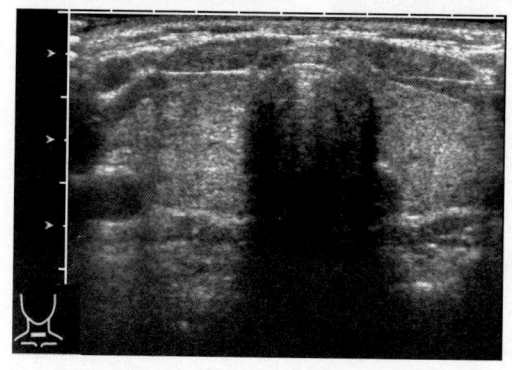

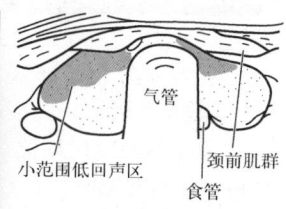

虽无甲状腺肿大，但颈前肌群侧腺体内出现边界模糊的低回声区

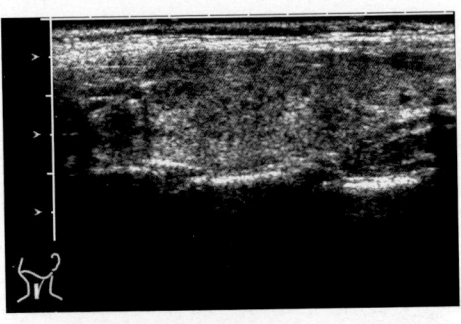
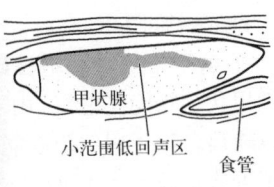

甲状腺

小范围低回声区

食管

病例2 无痛性甲状腺炎

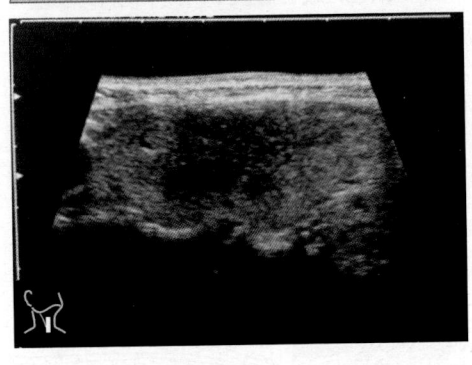
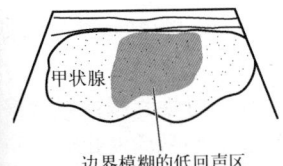

甲状腺

边界模糊的低回声区

甲状腺右叶增厚，略显肿大，中部出现边界模糊的低回声

5. 亚急性甲状腺炎

【超声表现】

①出现与疼痛部位一致的低回声区，散在或局限，边界模糊（有时也可累及双侧叶）。

②甲状腺轻度肿大。

③发病数日后，伴有疼痛区的低回声可转移至对侧，这种情况称为转移现象。

④急性期，低回声区内血流减少。

⑤恢复期仍能观察到残留的低回声区（比临床症状恢复晚）。

【临床特征】

①由病毒感染所致。由于甲状腺滤泡破坏，甲状腺激素急剧入血，

出现一过性甲状腺功能亢进症。

②甲状腺滤泡的破坏属于一过性,随后便恢复。由于滤泡的破坏并不增加甲状腺激素的合成,所以恢复前可出现一过性甲状腺功能减退症。

③30～60岁女性多见。

④临床症状为发热、疲倦感、甲状腺肿大、局限性质硬结节,与结节部位一致的自发痛和压痛。

⑤出现一过性的心悸、多汗、体重下降等甲状腺功能亢进症状。

⑥CRP增高,红细胞沉降率加快。

⑦抗甲状腺球蛋白抗体、抗甲状腺过氧化物酶抗体呈阴性或弱阳性,与桥本病病情加重不同。

⑧甲状腺摄^{131}I率反映甲状腺的滤泡破坏程度,所以本病的摄^{131}I率下降。

【提示】

①除亚急性甲状腺炎外,引起甲状腺自发痛、压痛的疾病还有急性化脓性甲状腺炎、腺瘤或腺瘤样(结节性)甲状腺肿的囊肿内出血、未分化癌等。

②如果弥漫性疼痛不明显,应与无痛性甲状腺炎、毒性弥漫性甲状腺肿鉴别。

病例1　亚急性甲状腺炎

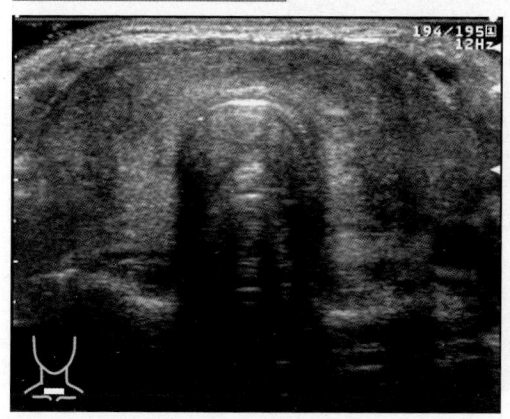
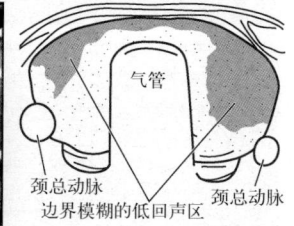

为发病早期表现,显示横跨甲状腺双侧叶的低回声区,几乎累及整个左叶

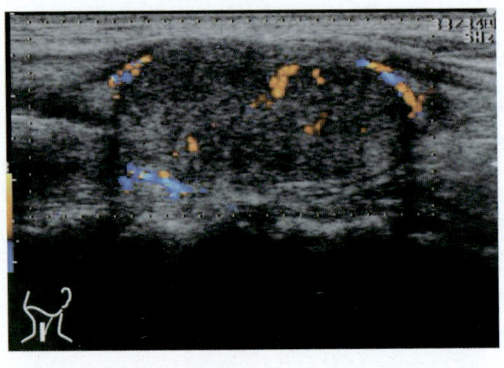
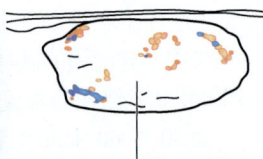

范围较广的低回声区

彩色多普勒声像图显示左叶低回声区内无血流信号,残存正常实质部分显示少量血流信号

病例 2　亚急性甲状腺炎

初诊时

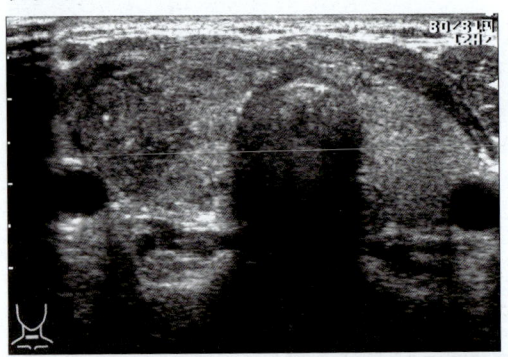
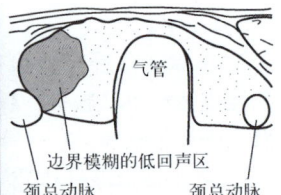

边界模糊的低回声区
颈总动脉　　气管　　颈总动脉

为病变早期超声表现,甲状腺右叶肿大,显示边界模糊的低回声区

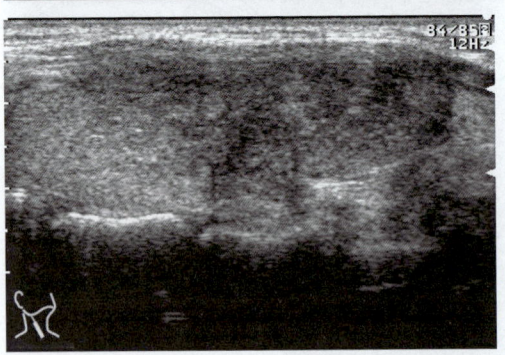
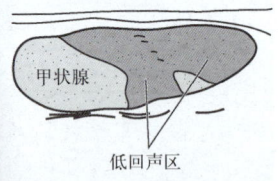

甲状腺

低回声区

治疗期

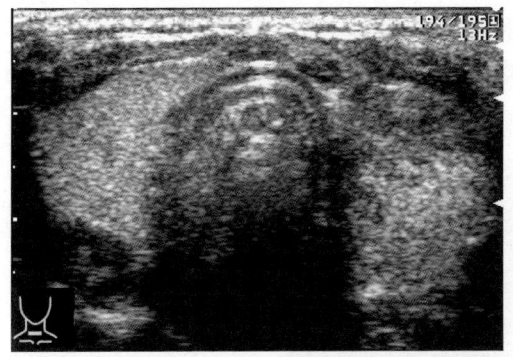

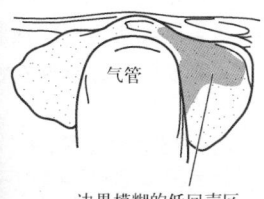

边界模糊的低回声区

为治疗期超声表现，甲状腺肿大略有改善，低回声区虽不明显，但左叶出现新的低回声区，考虑出现转移现象

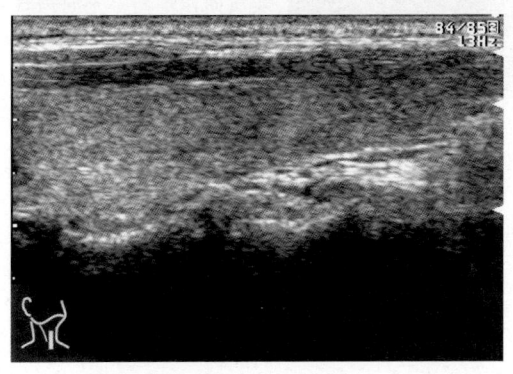

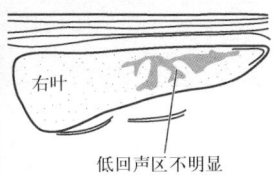

低回声区不明显

6. 单纯性弥漫性甲状腺肿

【超声表现】

①甲状腺轻度肿大。

②甲状腺实质回声均匀，呈正常回声水平。

【临床特征】

①是不伴有功能异常的甲状腺肿，但其中不包括恶性肿瘤和炎症的病变。

②是某种原因导致甲状腺激素需求增加的状态，包括碘缺乏的地方性甲状腺肿、摄入引起甲状腺激素分泌障碍的食物和服用过量药

物等导致的散在性甲状腺肿。

③只表现为甲状腺肿大,无其他症状。

④多见于青春期女性。

单纯性弥漫性甲状腺肿

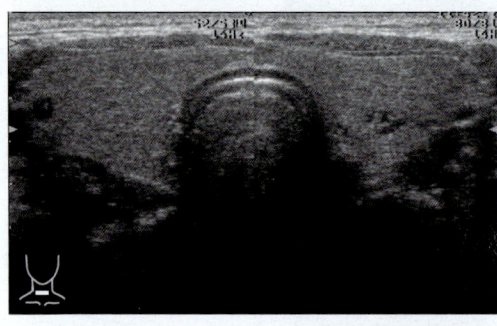

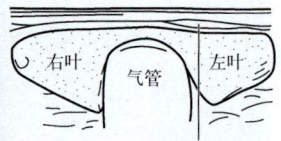

颈前肌群

甲状腺轻度肿大,但实质回声均匀,无回声减低

7. 急性化脓性甲状腺炎

【超声表现】

①出现从甲状腺侧叶到周边组织的低回声区(脓肿形成),边界模糊。

②可发生颈部蜂窝织炎,常出现皮下组织肿胀。

③随着炎症的消退,不规则低回声区逐渐缩小。

【临床特征】

①是下咽梨状窝瘘的细菌感染蔓延至甲状腺而引起的急性炎症。

②常累及甲状腺左叶。病原菌除了经血液、淋巴管传播至甲状腺外,还可从周围组织、残留甲状舌管的炎症直接扩散。

③确诊:a.确认脓肿形成;b.类似病原菌(革兰阳性杆菌、革兰阴性杆菌、专性厌氧菌、产气杆菌等);c.下咽梨状窝瘘的确诊。

④甲状腺区出现皮肤发红、疼痛、肿胀。

⑤出现发热、吞咽疼痛、红细胞沉降率加快、CRP值增高。

【提示】

除下咽梨状窝瘘的细菌感染外，还有甲状腺肿瘤穿刺后感染、伴囊性变或坏死的甲状腺肿瘤的血行感染等。

急性化脓性甲状腺炎

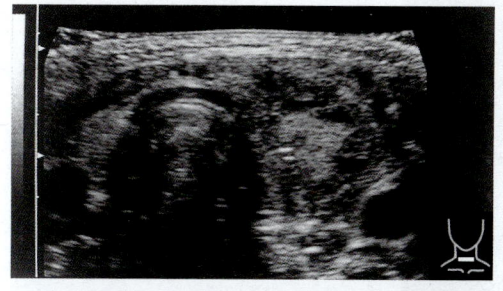

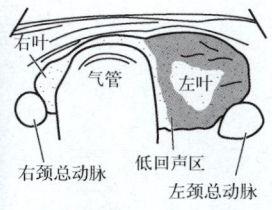

边界模糊的低回声区广泛累及甲状腺左叶上极至周围组织

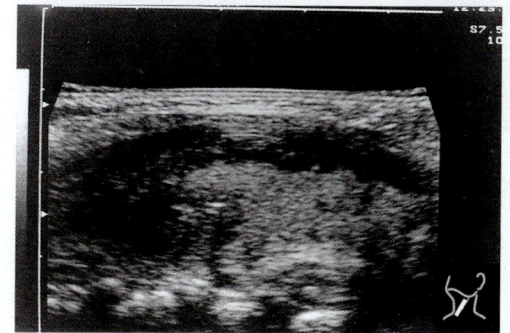

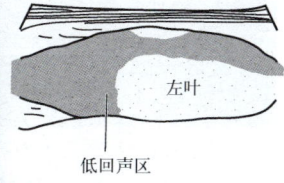

下咽梨状窝瘘(食管造影)

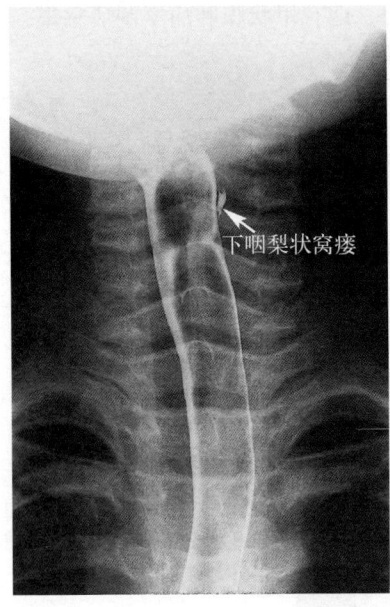

食管造影显示下咽梨状窝的瘘口

六、各论二:甲状腺结节性病变

根据《甲状腺癌处理原则》(第6版)(甲状腺外科研究学会编),甲状腺肿瘤大致分为:①良性肿瘤;②恶性肿瘤;③其他肿瘤;④无法分类的肿瘤;⑤瘤样病变(见表)。下面介绍其代表性疾病。

表 甲状腺肿瘤的组织学分类

---

1. 良性肿瘤 benign tumors
  滤泡性腺瘤 follicular adenoma
  特殊型 variants
    ①滤泡性腺瘤嗜酸细胞型 follicular adenoma,oxyphilic cell variant
    ②滤泡性腺瘤透明细胞型 follicular adenoma,clear cell variant

续 表

　　③非典型腺瘤 atypical adenoma
2. **恶性肿瘤** malignant tumors
　(1) 乳头状癌 papillary carcinoma
　　特殊型　variants
　　　①乳头状癌滤泡型 papillary carcinoma, follicular variant
　　　②乳头状癌包裹型 papillary carcinoma, encapsulated variant
　　　③乳头状癌大滤泡型 papillary carcinoma, macrofollicular variant
　　　④乳头状癌嗜酸细胞型 papillary carcinoma, oxyphilic (oncocytic) cell variant
　　　⑤乳头状癌弥漫性硬化型 papillary carcinoma, diffuse sclerosing variant
　　　⑥乳头状癌高细胞型 papillary carcinoma, tall cell variant
　　　⑦乳头状癌筛状型 papillary carcinoma, cribriform (-morular) variant
　　附) 微小癌 microcarcinoma
　(2) 滤泡癌 follicular carcinoma
　　根据侵犯形式分类
　　　①滤泡癌微小侵犯型 follicular carcinoma, minimally invasive (encapsulated)
　　　②滤泡癌广泛侵犯型 follicular carcinoma, widely invasive
　　特殊型 variant
　　　①滤泡癌嗜酸细胞型 follicular carcinoma, oxyphilic cell variant
　　　②滤泡癌透明细胞型 follicular carcinoma, clear cell variant
　(3) 低分化癌 poorly differentiated carcinoma
　(4) 未分化癌 undifferentiated (anaplastic) carcinoma
　(5) 髓样癌（C 细胞癌）medullary carcinoma (C-cell carcinoma)
　　附) 混合性髓样-滤泡细胞癌 mixed medullary and follicular cell carcinoma
　(6) 恶性淋巴瘤 malignant lymphoma
3. **其他肿瘤** other tumors
　(1) 玻璃样变性梁状肿瘤 hyalinizing trabecular tumor
　(2) 柱状细胞癌 columnar cell carcinoma
　(3) 黏液癌 mucinous carcinoma
　(4) 黏液表皮样癌 mucoepidermoid carcinoma
　(5) 伴嗜酸细胞增多的硬化型黏液表皮样癌 sclerosing mucoepidermoid carcinoma with eosinophilia
　(6) 显示胸腺样分化的癌 carcinoma showing thymus-like differentiation (CASTLE)
　(7) 伴胸腺样分化的梭形细胞肿瘤 spindle cell tumor with thymus-like differentiation (SETTLE)

续 表

(8) 鳞状细胞癌 squamous cell carcinoma
(9) 肉瘤 sarcoma
(10) 其他
(11) 继发性（转移性）肿瘤 secondary（metastatic） tumors
4. **无法分类的肿瘤** unclassified tumors
5. **瘤样病变** tumor-like lesions
 (1) 瘤样甲状腺肿 adenomatous goiter
 (2) 淀粉样甲状腺肿 amyloid goiter
 (3) 囊肿 cyst

（一）良性病变

甲状腺病变的影像学诊断中，超声是最具有意义的检查方法，它主要应用于甲状腺弥漫性病变和结节性病变的鉴别，特别是结节性病变的良恶性鉴别。

甲状腺结节性病变中，最常见的是腺瘤样（结节性）甲状腺肿。腺瘤样（结节性）甲状腺肿是甲状腺组织的增生，在组织学分类中属于瘤样病变。

临床上，一般较难鉴别腺瘤和腺瘤样结节，但须注意腺瘤与滤泡癌的鉴别及腺瘤样（结节性）甲状腺肿合并乳头状癌的情况。所以，超声检查怀疑为癌时，应进行针吸细胞学检查。另外，甲状腺病变也可以进行经皮乙醇注射疗法（PEIT），主要应用于囊肿性病变、甲状腺自主高功能腺瘤等。

甲状腺 PEIT 研究会公布的《甲状腺 PEIT 指南》如下。

表　甲状腺 PEIT 指南（摘录）

1. **甲状腺囊肿的适应证**
 a. 应为潴留性囊肿，囊性部分超过 90%
 b. 排除恶性
 c. 临床出现压迫等症状
 d. 病变在超声引导下可穿刺的部位

续　表

e. 征得患者知情同意

Ⅱ.**功能性甲状腺结节的适应证**
  a. 血中甲状腺激素水平升高，TSH处于抑制状态
  b. 甲状腺闪烁显像呈热结节
  c. 排除恶性
  d. 病变在超声引导下可穿刺的部位
  e. 在充分的知情告知的基础上征得患者同意
应满足上述5个条件

Ⅲ.**仪器与技术方法**
  a. 超声仪器应具备7.5MHz以上的电子式线阵探头和机械扇形扫查、0.5mm以上的空间分辨率和彩色多普勒功能
  b. 操作时，需将穿刺针留置在甲状腺囊肿内，因此要求使用引流式专用穿刺针。对功能性甲状腺结节进行穿刺时，建议使用22G左右的穿刺针，便于确认针尖位置
  c. 注射时，谨防乙醇渗漏。首先充分抽尽甲状腺囊肿内液体后，分2次注射乙醇。甲状腺囊肿的乙醇注射量最多为2ml。功能性甲状腺结节的乙醇注射量为超声测量的结节体积的50%或最多2ml。另外，应进行功能性甲状腺结节内部的血流评估，确认血流消失或减少
  d. 可引起喉返神经麻痹、疼痛、血肿等并发症，需谨慎操作

1. 滤泡性腺瘤

【**超声表现**】

①为边界光滑的圆形或椭圆形肿瘤。

②因有包膜包绕，所以边界清楚，有完整的晕环。

③内部回声几乎均匀一致，如富含胶质成分，回声水平就增高。

④常发生囊性变、钙化等。

⑤如果发生囊性变，囊内可有实性部分，分隔。囊性变继续发展，肿瘤将成囊肿化。

⑥钙化常在肿瘤边缘。如果肿瘤内部出现散在、微小的强回声（strong spotty echo），应怀疑乳头状癌，须提高警惕。

⑦肿瘤增大可压迫气管、周围肌层。

⑧嗜酸细胞型腺瘤回声较低,内部有散在的点状回声。

【临床特征】

①是滤泡上皮来源的良性肿瘤,有纤维包膜包绕,肿瘤细胞的大小和形态几乎一致,与正常滤泡上皮细胞相似。

②通常,滤泡性腺瘤的包膜完整,厚薄均匀。

③一般甲状腺功能正常,无自发痛、压痛,肿瘤生长缓慢。

④如果肿瘤迅速增大、发生疼痛,应考虑瘤内出血。

病例1 滤泡性腺瘤

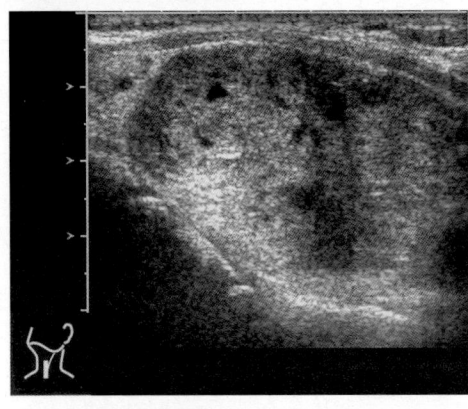
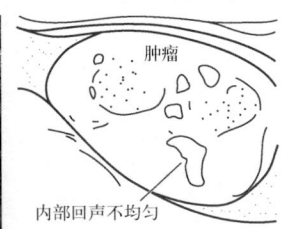

甲状腺左叶的巨大肿瘤,几乎占据整个左叶,呈椭圆形,规则,边界清楚,光滑,但晕环不明显,内部回声不均匀,伴有囊性变

病例2 滤泡性腺瘤

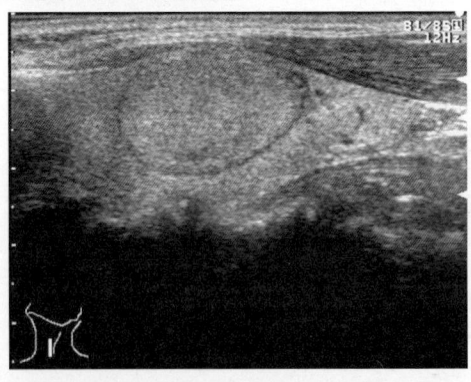
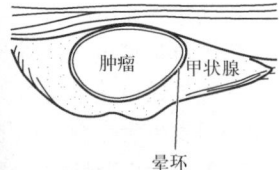

肿瘤呈规则的椭圆形,边界清楚,光滑,有完整的晕环,内部呈均匀的高回声

病例3 滤泡性腺瘤

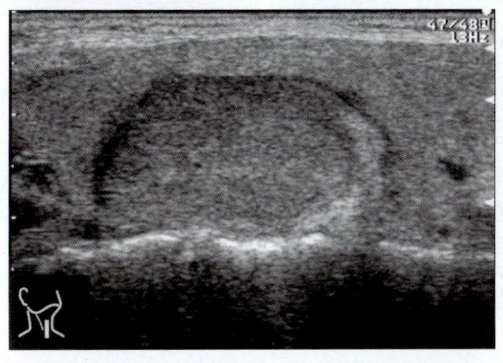

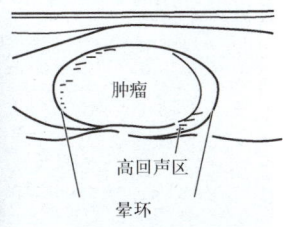

肿瘤呈规则的椭圆形，边界清楚，光滑，有完整的晕环，但是晕环厚薄不均，内部回声不均匀

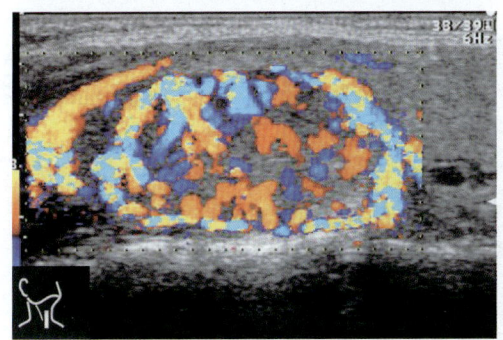

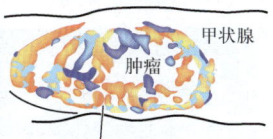

彩色多普勒声像图显示：围绕边缘的血流信号和内部丰富的血流信号。因不能排除滤泡癌，而进行手术，但组织学上无包膜浸润等，故诊断为滤泡性腺瘤

病例4　滤泡性腺瘤

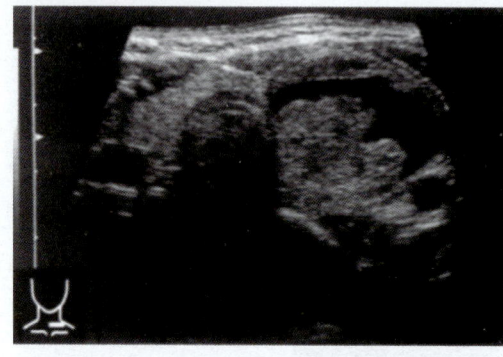

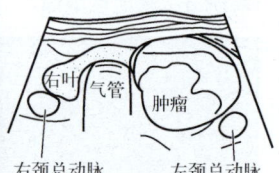

甲状腺左叶的囊肿型肿瘤，内部可见实性部分

病例5　滤泡性腺瘤

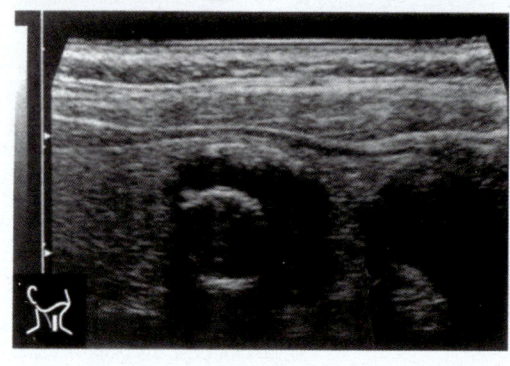

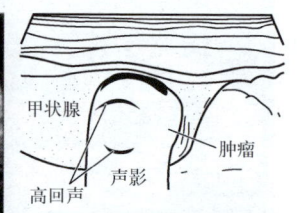

肿瘤边缘和内部显示粗大钙化，伴声影。因声影的影响无法观察肿瘤内部回声。肿瘤边缘部钙化是滤泡性腺瘤的超声征象之一，组织学也提示伴有钙化的滤泡性腺瘤

【提示】

①能自主分泌过量的甲状腺激素，引起全身甲状腺毒症的腺瘤称为甲状腺自主高功能腺瘤（Plummer病）。在甲状腺闪烁显像上，Plummer病的摄^{131}I率高于其余腺体，呈热结节（hot nodule）。大于2cm的腺瘤常出现甲状腺毒症，但症状比毒性弥漫性甲状腺

肿轻。

②在多结节性甲状腺肿中，如果多个结节都能自主分泌甲状腺激素，就称为毒性多结节性甲状腺肿。

病例 6　Plummer 病

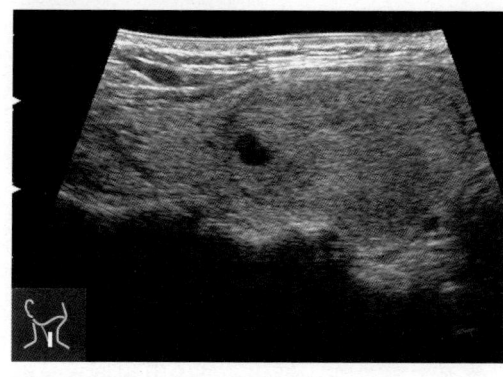

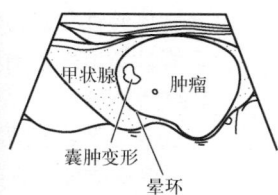

肿瘤形态规则，边界清楚，光滑，有薄薄的、完整的晕环，内部回声略高，有较小的囊性变。根据甲状腺功能亢进症状和甲状腺闪烁显像的摄碘表现，诊断为 Plummer 病

病例 7　Plummer 病

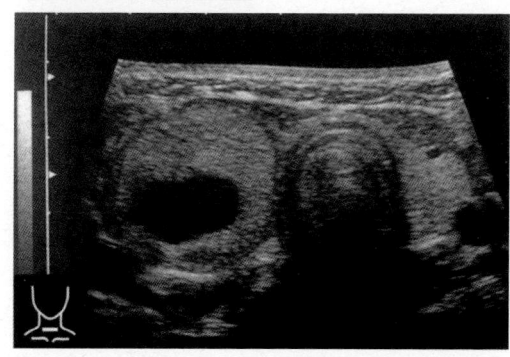

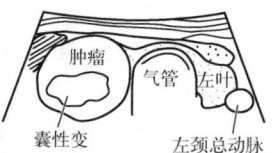

肿瘤形态规则，边界清楚，光滑，有薄薄的晕环，内部出现囊性变。考虑为滤泡性腺瘤，而随访。随访过程中出现甲状腺功能亢进症状和甲状腺闪烁显像显示肿瘤摄碘，故诊断为 Plummer 病

2. 腺瘤样（结节性）甲状腺肿

【超声表现】

①甲状腺不对称性肿大。

②大小不等的结节分布于两侧腺叶或一侧腺叶。

③结节内部回声与正常甲状腺回声相似或略低，不均匀。

④常伴囊性变、钙化。钙化较大，呈斑片状。

⑤囊性结节内常出现点状高回声。

【临床特征】

①为多发性、结节性、非肿瘤性疾病，甲状腺随结节的增生而肿大，是甲状腺激素缺乏导致的腺体增生。

②是长期缺碘、甲状腺激素相对不足引起TSH分泌亢进，造成滤泡上皮增生、肥大、退行性变而形成大小不等的结节。

③组织学表现为大小不等的滤泡结构，滤泡上皮细胞呈乳头状增殖、小滤泡增生，但是无包膜、无血管浸润。

④结节可发生出血、坏死、囊性变、钙化、结缔组织增生等继发性改变。

⑤好发年龄为40～60岁，女性多见。

⑥结节只有一个或少数时，称为腺瘤样结节。

【提示】

①甲状腺内出现多发性结节性病变时，首先考虑腺瘤样（结节性）甲状腺肿。

②单发的腺瘤样结节与腺瘤鉴别常较困难。但是，腺瘤样结节的包膜薄，与周围组织分界不清，并不像腺瘤一样包膜完整。

③在多发性结节中，如果发现不规则低回声区或微小钙化时，应考虑合并乳头状癌，须警惕。

第1章 甲状腺超声诊断

病例1 腺瘤样（结节性）甲状腺肿

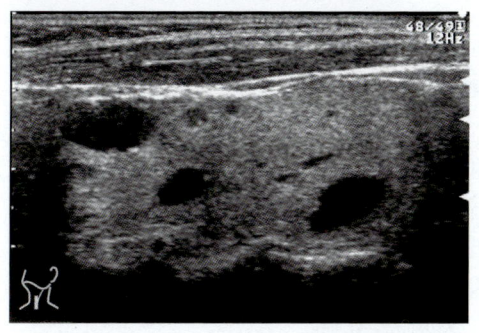

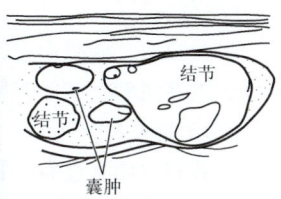

左叶下极高回声结节边界模糊，伴有囊性变，其上方显示囊性结节和边界模糊的高回声结节

病例2 腺瘤样（结节性）甲状腺肿

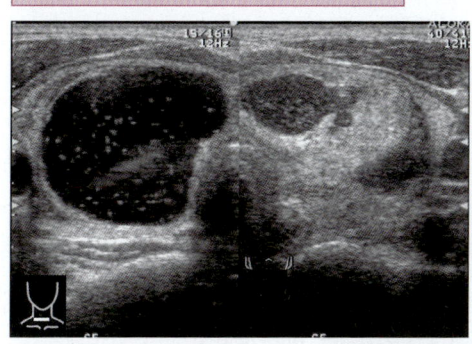

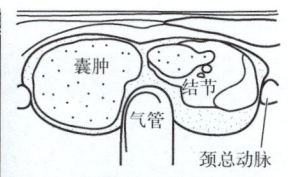

甲状腺右叶囊性结节内显示点状回声，左叶结节边界模糊，伴有囊性变

病例3 腺瘤样结节

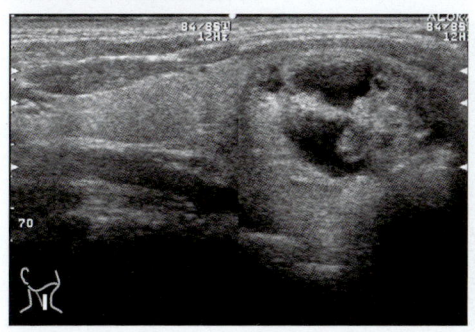

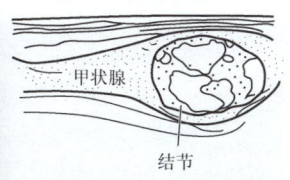

甲状腺右叶下极囊实性结节内显示不规则实性部分。整个结节形态规则，边界较清楚，光滑，但是只在局部显示晕环

3. 囊肿

【超声表现】

①为圆形、椭圆形无回声肿瘤,后方回声增强。

②边界清楚,常伴有侧方声影。

【临床特征】

①囊肿分为真性囊肿和继发性囊肿,超声很难鉴别两者。

②真性囊肿由甲状舌管残留组织发生,位于甲状腺与舌盲孔之间,称甲状舌管囊肿(颈正中囊肿),较为少见。

③甲状腺囊肿多为继发性囊肿,是腺瘤样结节或腺瘤发生变性、坏死、出血等继发改变而形成的假性囊肿。

病例1 囊肿

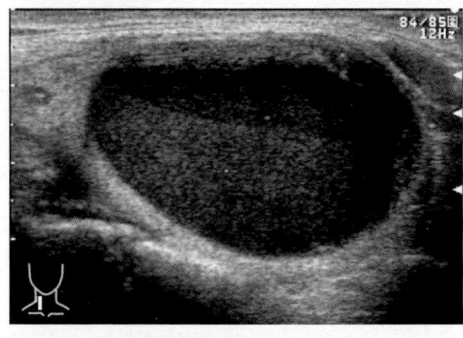
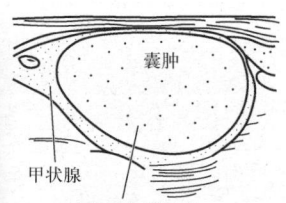

甲状腺右叶的巨大囊性肿瘤,呈椭圆形,边界清楚,光滑,无晕环

病例2 甲状舌管囊肿

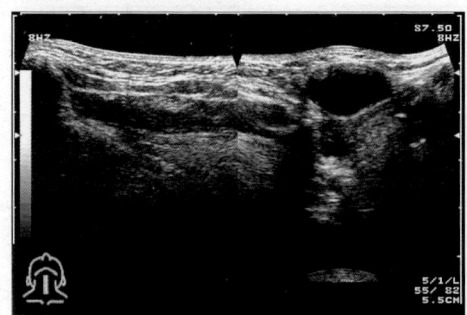
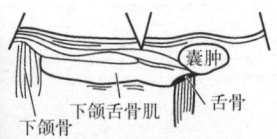

显示紧邻舌骨的颈正中囊性肿瘤。甲状舌管囊肿常位于舌骨附近

（二）恶性病变

甲状腺恶性肿瘤按组织学可分为乳头状癌、滤泡癌、未分化癌、髓样癌、恶性淋巴瘤、其他恶性肿瘤、继发性（转移性）肿瘤。其中，乳头状癌是最常见的甲状腺癌，约占 80%（图）。

图　甲状腺癌的发生率

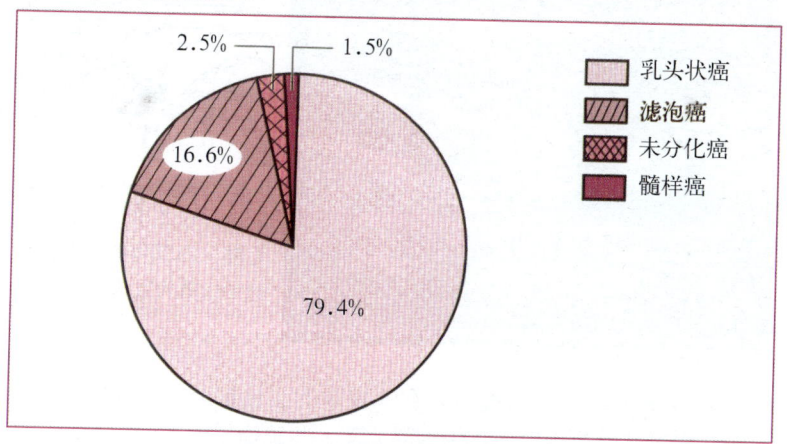

東海大学病院超音波検査室編：超音波診断要覧Ⅵ乳房・甲状腺・その他の体表臓器編．1993より

另外，甲状腺癌除了组织学分类，还可根据其发现形式分为 4 种（表）。其中，大部分隐匿癌、偶发癌、潜伏癌是长径小于 1.0cm 的微小癌，组织学上多为乳头状癌。

表　按发现形式分类的甲状腺癌

隐匿癌（occult carcinoma）	首先出现转移灶的临床症状，其后才发现原发灶的甲状腺癌
偶发癌（incidental carcinoma）	在切除或摘除的甲状腺组织的病理学检查中首次发现癌灶
潜伏癌（latent carcinoma）	临床无甲状腺癌征象，在尸检中发现癌灶
临床癌（clinical carcinoma）	临床和组织学均诊断为甲状腺癌

甲状腺外科検討編：甲状腺癌取扱い規約　第 5 版．1996より

甲状腺癌的特征性超声表现可分为以下6种。

①边界毛糙的低回声肿瘤型。为最常见类型，大部分是乳头状癌。一般形态不规则，内部伴有钙化。

边界毛糙的低回声肿瘤型

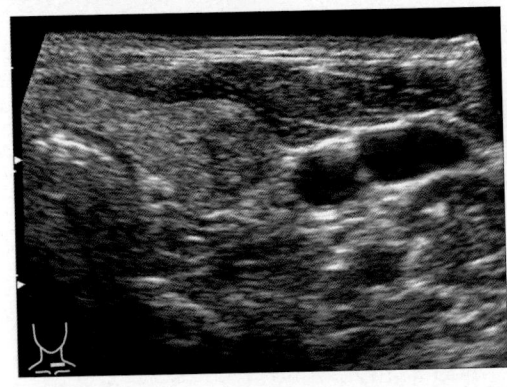

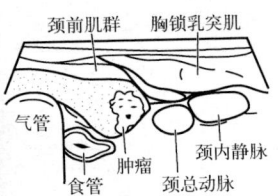

甲状腺左叶的低回声肿瘤，形态不规则，边界毛糙，内部伴有钙化。组织学诊断为乳头状癌

②囊肿型。表现为囊肿内有不规则的实性部分，常伴有钙化。另外，囊肿还可出现厚而不规则的分隔，与腺瘤不同。

囊肿型

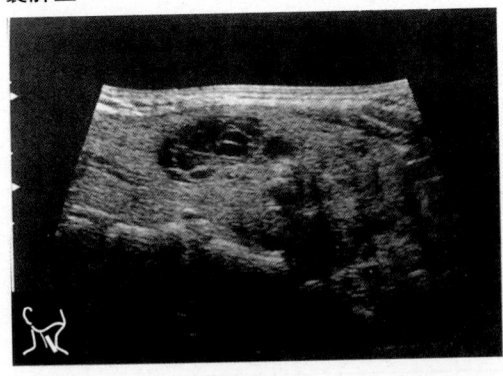

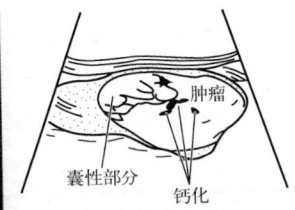

甲状腺右叶下极的肿瘤，内部既有实性部分，也有囊性部分，实性部分显示多发钙化。组织学诊断为乳头状癌

③弥漫浸润型。此型常见于未分化癌、恶性淋巴瘤。病变范围大，可累及整个甲状腺。肿瘤内部回声非常低，有时很难与桥本病鉴别。但是，只要发现正常腺体组织，即使是少部分，也应考虑为恶性病变。

弥漫浸润型

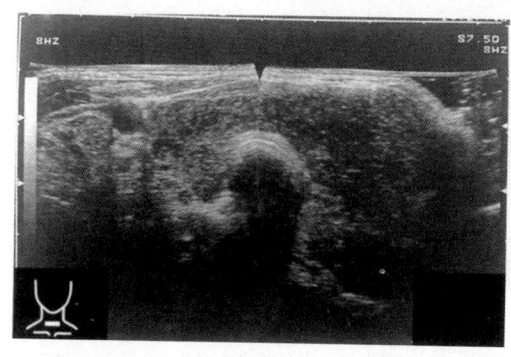

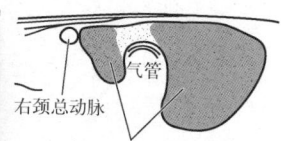

为甲状腺原发性恶性淋巴瘤。左叶肿大，低回声区累及整个左叶和部分右叶

④钙化型。肿瘤较小，以微小癌居多。大部分呈钙化征象，多为病程较长的乳头状癌。

钙化型

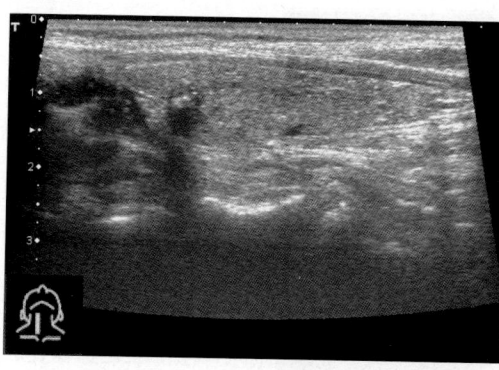

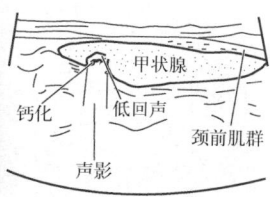

伴声影的右叶上极钙化灶，周围可见极少部分低回声区。组织学诊断为几乎全部钙化的乳头状癌

⑤微小癌。为边界毛糙、内部回声不均匀的低回声肿瘤，有时在肿瘤内会出现微小钙化和粗大钙化混杂存在的情况。

微小癌

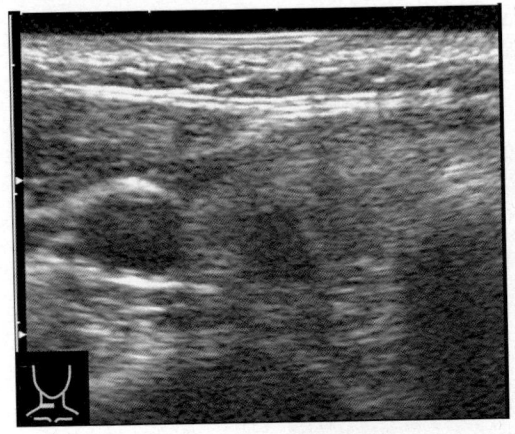
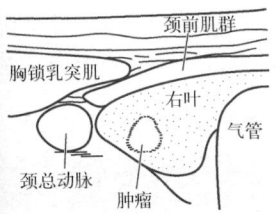

显示甲状腺右叶的6mm低回声肿瘤,边界毛糙。病理组织学诊断为乳头状癌

⑥ 易与良性肿瘤混淆的甲状腺癌。部分滤泡癌、完全包裹型乳头状癌的回声与甲状腺实质回声相等或略高,形态规则,有晕环。这种表现很难与腺瘤鉴别,应仔细观察晕环的规则性和连续性。

易与良性肿瘤混淆的甲状腺癌

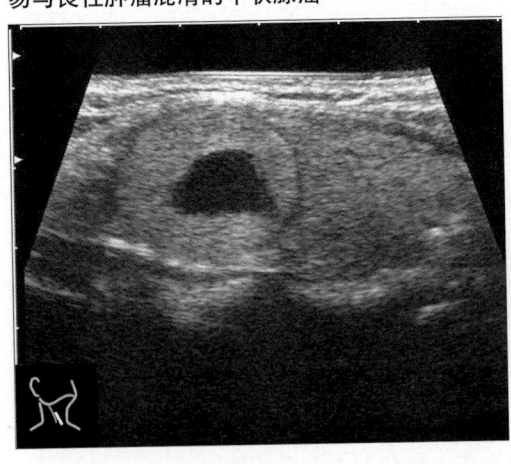
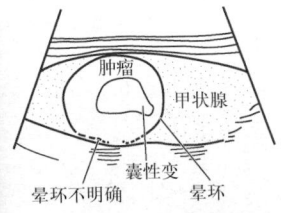

显示右叶上极高回声肿瘤,椭圆形,边界清楚、光滑、中心有囊性变。虽然肿瘤后方部分区域的晕环不明确,但超声检查仍考虑为滤泡性腺瘤。而组织学上表现为部分肿瘤细胞浸润包膜和血管,诊断为滤泡癌

1. 乳头状癌

【超声表现】

①为形态不规则、边缘毛糙的低回声肿瘤（以非包裹型乳头状癌居多）。

②可侵犯颈前肌群、气管等。

③常伴有微小或不规则粗大钙化。

④可发生囊性变，表现为位于肿瘤边缘的不规则多发小囊肿。

⑤囊肿型肿瘤表现为囊肿内不规则实性部分和钙化（囊肿内乳头状癌）。

⑥肿瘤可伴有晕环，但应注意观察其连续性和规则性（部分包裹型或者完全包裹型乳头状癌）。

【临床特征】

①肿瘤为实性、灰白色、质硬结节，多数无包膜，可出现单发或多发囊肿。

②囊肿内乳头状癌即使囊壁光滑，实性部分边缘仍不规则。

③组织学特征性表现为癌细胞的乳头状增殖、磨玻璃状细胞核、核重叠、核沟、核内假包涵体等。

④经常发生间质透明变、钙质沉着、砂粒体等。

⑤组织学亚型有显示滤泡结构的滤泡型乳头状癌和乳头状结构消失、呈实性结构的低分化型乳头状癌等。

⑥发生率高，约占甲状腺癌的80%，好发年龄为30～50岁。

⑦肿瘤生长缓慢，很少发生局部侵犯。转移方式多为淋巴转移，预后良好。

【提示】

①完全包裹型乳头状癌和滤泡型乳头状癌，在超声上很难与滤泡性腺瘤鉴别。

②在腺瘤样（结节性）甲状腺肿，如果出现不规则低回声区、微小钙化等表现时，应考虑合并乳头状癌，须警惕。

病例1　乳头状癌

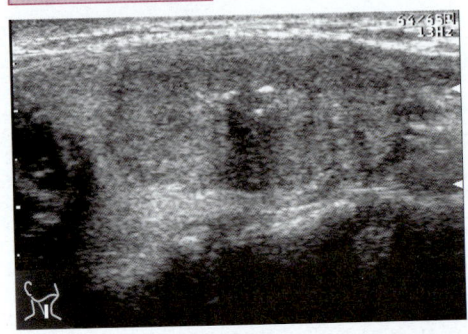
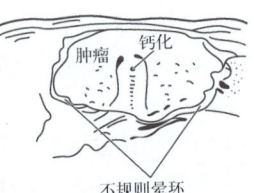

右叶下极肿瘤,边界毛糙,内部回声不均匀,伴有钙化

病例2　腺瘤样(结节性)甲状腺肿合并乳头状癌

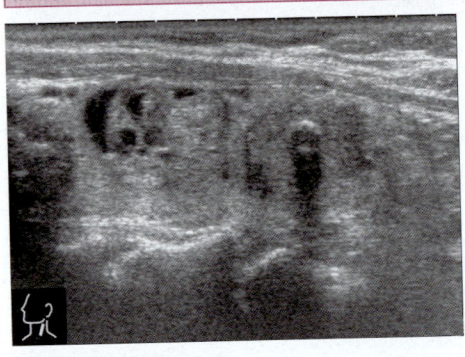
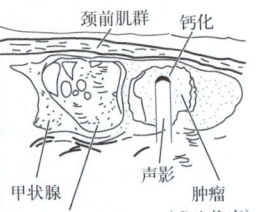

腺瘤样(结节性)甲状腺肿合并乳头状癌。甲状腺上极的结节为腺瘤样结节,下极伴有钙化的低回声肿瘤为乳头状癌

病例3　乳头状癌

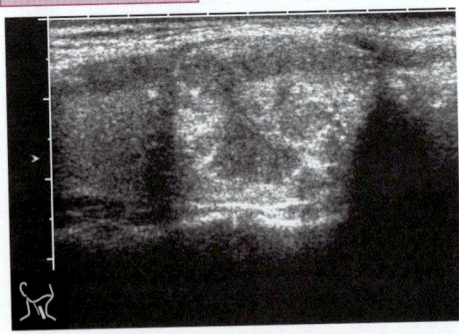
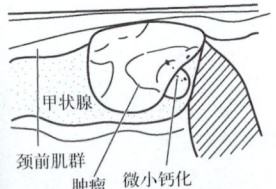

肿瘤形态规则,边界清楚、光滑,但无晕环,并突向颈前肌群,考虑侵犯颈前肌群。肿瘤内部回声不均匀,呈混合的高、低回声,可见多发的微小钙化

病例4　乳头状癌

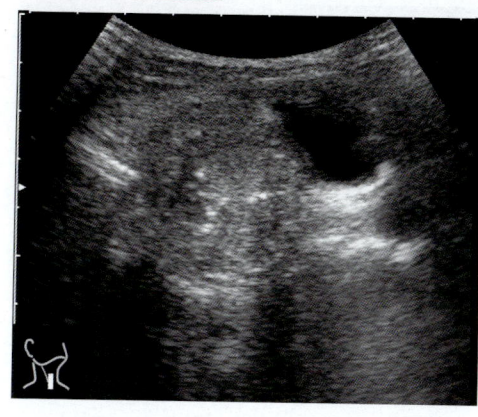
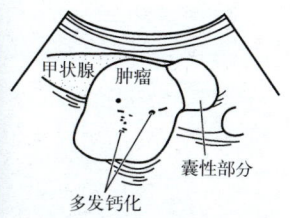

为右叶下极巨大肿瘤，由囊性部分和实性部分组成。实性部分较大，并向腺体外突出，内有多发钙化

2．滤泡癌

【超声表现】

①内部呈低至高回声。高分化型滤泡癌的滤泡结构完整，故呈高回声；低分化型滤泡癌呈实性结构，故呈低回声。

②肿瘤边界光滑，有晕环，常难以与腺瘤鉴别。

③肿瘤大却无囊性变以及晕环厚薄不均、不连续等表现可提示为癌，但鉴别较难。

④多普勒检查多表现为肿瘤内部血流丰富。

【临床特征】

①滤泡癌的滤泡结构与良性腺瘤、腺瘤样（结节性）甲状腺肿的滤泡结构相似，而且细胞异型性小，所以与腺瘤鉴别较困难。

②肿瘤细胞侵及包膜和血管浸润是诊断滤泡癌最重要的依据。

③发生率为甲状腺癌的10%～20%，多见于30～50岁人群。

④与乳头状癌不同，多为血行转移，最常转移至肺，其次为骨骼。

【提示】

针吸细胞学检查无法判断包膜和血管浸润，故一般难以诊断。但可根据细胞的形态、排列、极性和核异常等信息做出滤泡癌的诊断。

病例1　滤泡癌

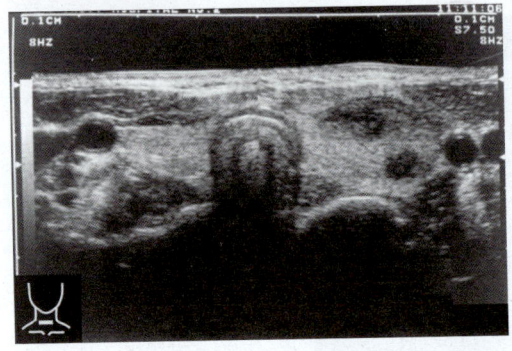
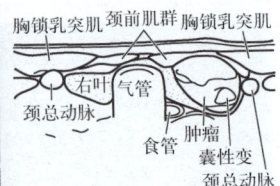

甲状腺左叶肿瘤形态规则，局部边界不清，内部回声不均匀，呈混合的高、低回声，并伴有囊性变，考虑为腺瘤样结节，但组织学诊断为滤泡癌

病例2　滤泡癌

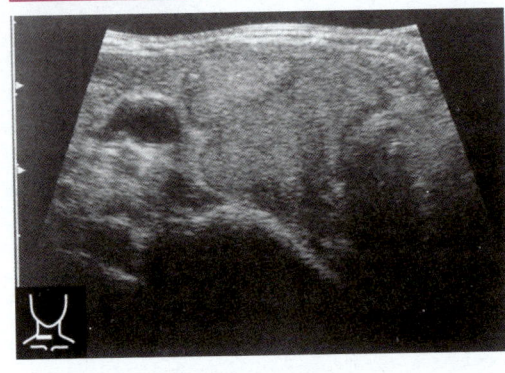
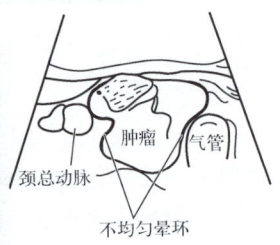

甲状腺右叶高回声肿瘤形态不规则，边界较清楚，光滑，压迫前方颈前肌群，虽然晕环完整，但不规则，而且肿瘤大却无囊性变

3. 未分化癌

【超声表现】

①为形态不规则、内部回声不均匀的低回声肿瘤。

②肿瘤生长快，呈浸润性生长，可累及甲状腺两侧叶。

③常侵犯气管、颈前肌肉等周围组织。

④可发生淋巴转移，应注意观察周围淋巴结。

【临床特征】

①为滤泡上皮来源的恶性肿瘤,具有高度的异型性,肉眼观为边界模糊的灰白色肿瘤,可伴有坏死、出血。

②大部分未分化癌是从乳头状癌等分化型癌转变而来,所以肿瘤内可发生钙化。

③好发年龄为50岁以上,特别是70岁以上的男性居多。

④肿瘤生长迅速,向周围组织浸润生长,故常引起喉返神经麻痹,气管、食管狭窄,呼吸困难,疼痛等。

⑤恶性度高,早期就可通过淋巴和血液发生远处转移,预后极其不好。

⑥治疗以放疗、化疗为主,手术也只是姑息性治疗。

【提示】

超声引导下针吸细胞学检查应针对怀疑未分化癌的低回声区进行针吸,尽可能早期确诊。

病例1　未分化癌

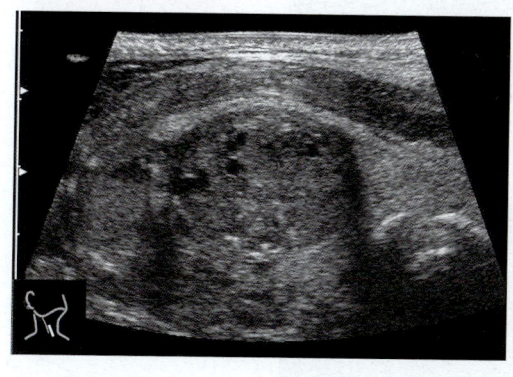

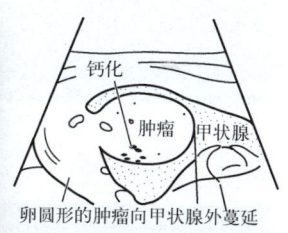

卵圆形的肿瘤向甲状腺外蔓延

甲状腺右叶的低回声肿瘤,大小约31mm×22mm,内部可见钙化和囊性部分。肿瘤在上缘向腺外扩散,覆盖整个右叶,且与颈前肌群分界不清

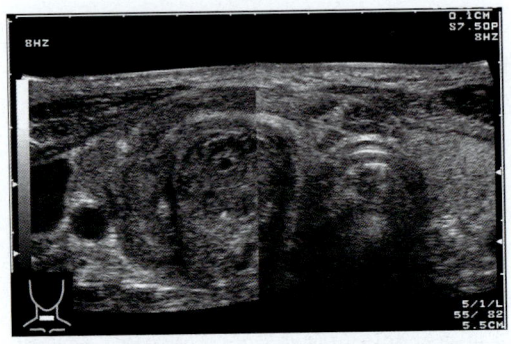
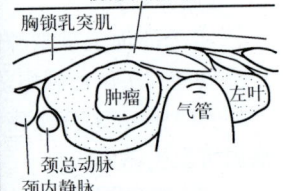

侵犯颈前肌群
胸锁乳突肌
肿瘤
气管
左叶
颈总动脉
颈内静脉

甲状腺右叶肿瘤呈低回声，形态不规则，内部回声不均匀

例2 未分化癌

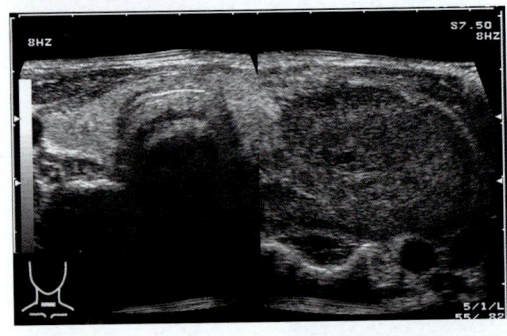
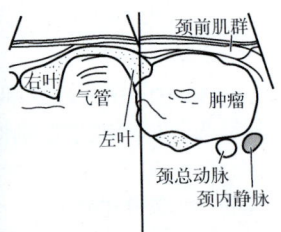

颈前肌群
左叶
气管
肿瘤
左叶
颈总动脉
颈内静脉

甲状腺左叶肿瘤形态不规则，内部呈不均匀低回声

病例3 未分化癌

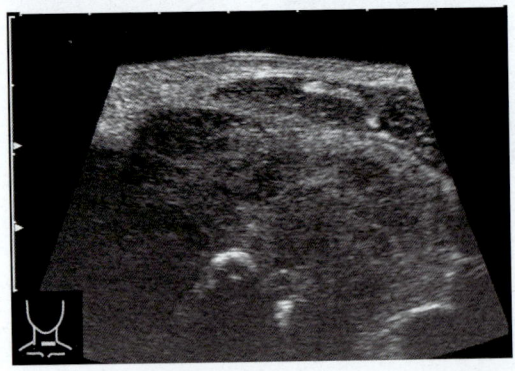
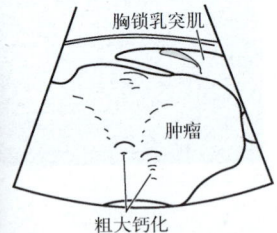

胸锁乳突肌
肿瘤
粗大钙化

甲状腺左叶巨大肿瘤呈低回声，形态不规则，内部可见粗大钙化

4. 髓样癌

【超声表现】

①为边界较清楚、较光滑的肿瘤。

②内部有多发钙化（也可不伴钙化，这种情况下难以与滤泡性腺瘤鉴别）。

【临床特征】

①来源于分泌降钙素的甲状腺滤泡旁细胞（C 细胞）。

②可分为散发性和遗传性（常染色体显性遗传），遗传性多属于多发性内分泌肿瘤（MEN）。

③ MEN 多属家族性常染色体显性遗传，具有家族史。

④ MEN 是 2 种以上内分泌腺，以一定的组合同时或相继发生增生或肿瘤的疾病。根据其组合可分为Ⅰ型和Ⅱ型（表）。

⑤肉眼观为灰白色实性肿瘤，无包膜，与周围组织分界清楚。

⑥呈多发性，可累及两侧叶。

⑦占甲状腺癌的 1% ~ 3%，是罕见疾病。

⑧可发生局部淋巴结转移，也可通过血液发生远处转移。

表　多发性内分泌肿瘤（multiple endocrine neoplasia，MEN）

	Ⅰ型 (Wermer 综合征)	Ⅱ型	
		Ⅱa 型 (Sipple 综合征)	Ⅱb 型
疾病组成	垂体肿瘤 甲状旁腺肿瘤、增生 胰岛细胞瘤（朗格汉斯细胞瘤）	甲状旁腺增生 甲状腺髓样癌 嗜铬细胞瘤	多发性神经瘤 嗜铬细胞瘤 甲状腺髓样癌 Marfan 样体型
并发症	类瘤（甲状腺肿瘤、脂肪瘤、肾上腺皮质肿瘤）	Cushing 综合征	巨结肠 消化道憩室

【提示】

遗传性髓样癌可合并嗜铬细胞瘤，所以应检查肾上腺。

病例 1　髓样癌

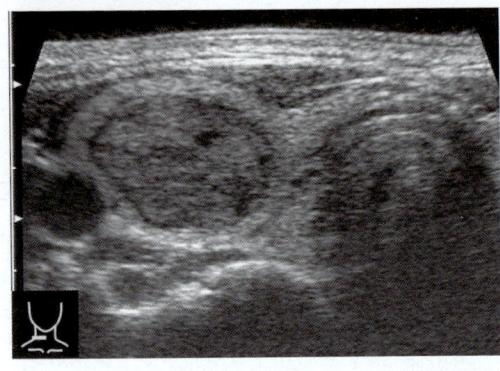

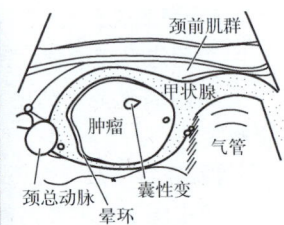

甲状腺右叶肿瘤呈低回声，形态规则，边界清楚，光滑，有晕环。但是内部回声不均匀，有囊性变。肿瘤的边缘显示较小的钙化。病理组织学上为被正常腺体包绕的髓样癌

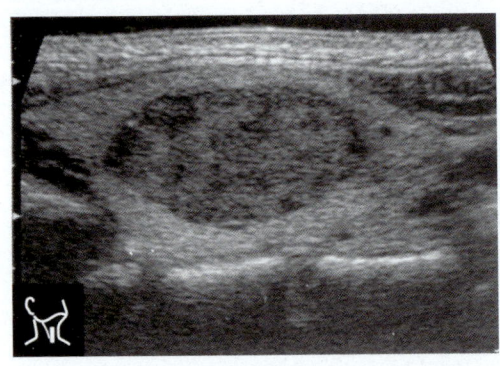

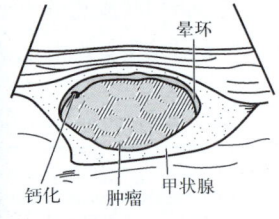

病例2　髓样癌

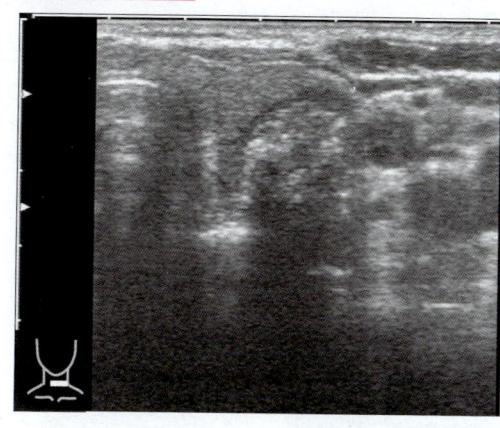

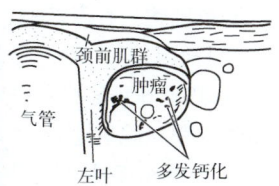

左叶　　多发钙化

甲状腺左叶肿瘤呈低回声，内部回声不均匀，伴有多发钙化

5. 恶性淋巴瘤

【超声表现】

①肿瘤回声非常低，内部显示弱点状、线状回声。

②肿瘤可呈局限性，也可呈弥漫性。弥漫性表现为累及整个甲状腺或者一侧腺体。

③肿瘤后方回声增强。

【临床特征】

①一般认为桥本病是甲状腺原发性恶性淋巴瘤的基础疾病。

②甲状腺原发性恶性淋巴瘤中最常见的是非霍奇金大B细胞型（B细胞型），还有结外黏膜相关性淋巴组织型边缘带B细胞淋巴瘤（MALT淋巴瘤）和大细胞型与MALT淋巴瘤的混合型。

③组织学表现为瘤细胞弥漫性或结节性增殖，充满滤泡腔，侵犯甲状腺周围组织等。

④发生率为甲状腺恶性肿瘤的2%～3%，为罕见疾病。

⑤女性多见，40岁以上特别是60岁左右最多见。

⑥一般甲状腺迅速肿大，常常出现颈部压迫感、吞咽困难等。

⑦慢性甲状腺炎的治疗过程中若出现甲状腺急剧肿大，应怀疑恶性淋巴瘤。

⑧治疗以放疗、化疗为主,根据病情制订方案。化疗选择 CHOP(环磷酰胺、长春新碱、多柔比星、泼尼松)方案。

【提示】
①结节型常被描述为囊性低回声肿瘤,所以应与腺瘤、腺瘤样(结节性)甲状腺肿鉴别。
②非结节型表现为甲状腺肿和极低的内部回声,应与慢性甲状腺炎鉴别。

恶性淋巴瘤
化疗前

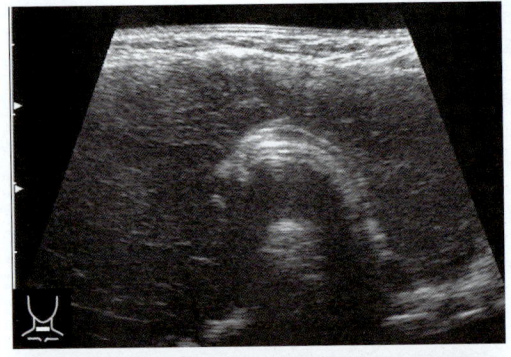

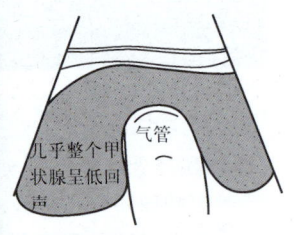

几乎整个甲状腺呈低回声

为治疗前的超声表现,甲状腺两侧叶均肿大,呈弥漫性低回声,只见左叶部分残留的正常腺体

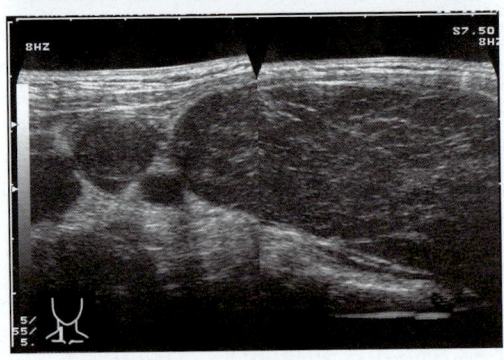

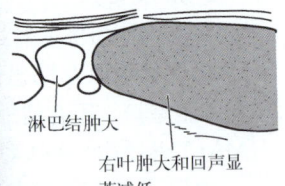

淋巴结肿大

右叶肿大和回声显著减低

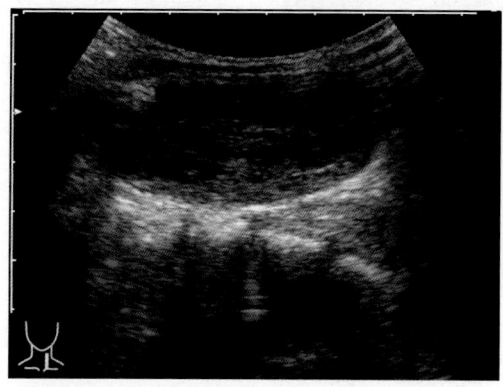
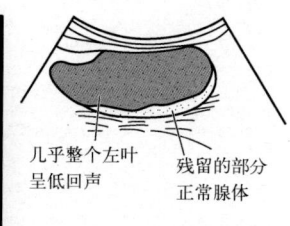

几乎整个左叶呈低回声　残留的部分正常腺体

化疗后

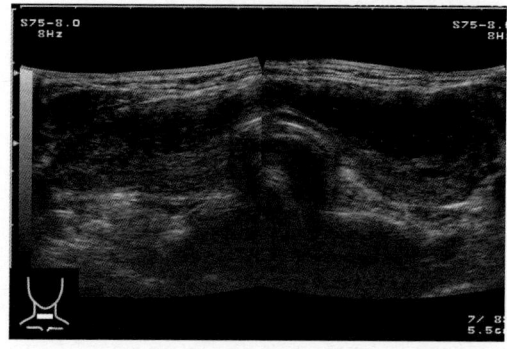
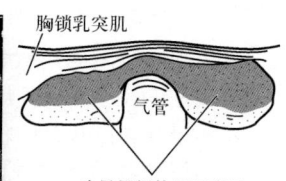

胸锁乳突肌
气管
边界模糊的低回声区

为化疗后的超声表现，与治疗前相比，两侧叶肿大明显改善，低回声区范围也减低缩小，正常腺体范围增大

缓解期

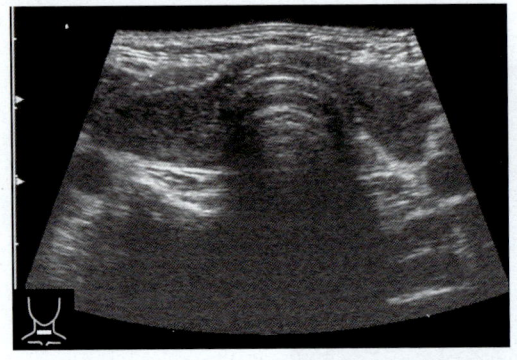
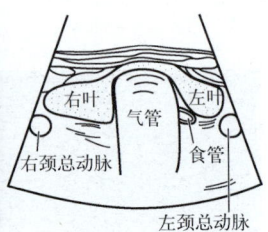

为缓解期超声表现，虽然甲状腺回声仍减低，但是肿大明显改善，低回声区也消失

七、各论三：发育异常

（一）甲状腺的发生

①胚胎期，甲状腺由前肠头端的原始咽囊发育而成。

②胚胎第 4 周，咽底部正中奇结节与联合突（copula）之间的甲状腺原基开始向外侧膨大（内胚层增厚）。

③甲状腺原基呈管状向下延伸，形成甲状舌管。

④甲状腺原基退化时在舌根处残留舌盲孔，而甲状舌管的末端向左右分裂，并进行细胞增殖，形成甲状腺两侧叶。

⑤甲状舌管变成实性条索，胚胎 6 周开始退化。

⑥胚胎 10 周开始形成甲状腺滤泡。

（二）甲状腺发育异常

①在甲状腺发育过程中，如果甲状腺原基下降异常就形成异位甲状腺。

②异位甲状腺可发生在甲状腺下降过程中的任何部位，如舌根部、咽部、前纵隔等。

③异位甲状腺可发生萎缩所致的甲状腺功能减退症。异位甲状腺也可发生肿瘤等病变。

④甲状腺锥状叶是由甲状舌管远端残留发育而成。

图 甲状腺发生阶段

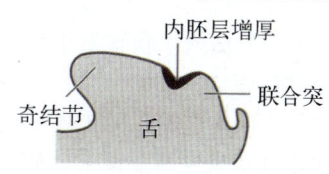

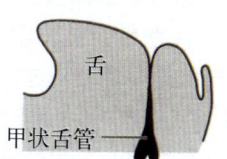

a.原始舌的纵切面,显示奇结节与联合突之间增厚的内胚层

b.舌的纵切面,显示甲状舌管

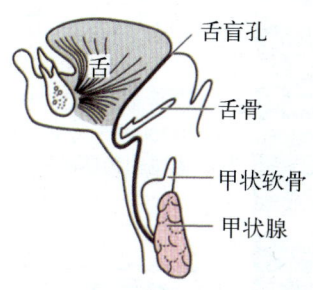

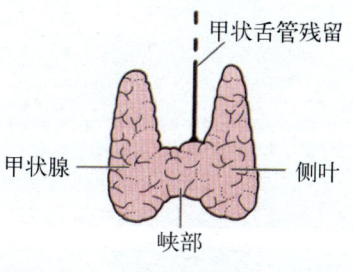

c.为舌根到颈部的甲状腺下降路径

d.完全发育的甲状腺。注意峡部上方残留的甲状舌管

山田昭雄訳:スネル臨床発生学. 1985より

异位甲状腺

【超声表现】

①在正常解剖位置未见甲状腺。

②表现为颈前部舌根到胸骨柄之间的实性高回声肿块。

【临床特征】

①甲状腺在胚胎期由前肠的原始咽部(第2—3鳃弓)发生,在下降过程中发生障碍,未能下降至正常部位,而在异常部位形成甲状腺。

②可位于舌根、舌下或舌内,甚至位于胸腔。

③为克汀病的病因。

④可在卵巢囊肿发现甲状腺组织(卵巢内甲状腺组织),但很少引起甲状腺激素分泌过度导致的甲状腺毒症。

⑤甲状腺发育异常中除了异位甲状腺外,还有甲状腺一侧叶未形成(发育不全)。甲状腺一侧叶未形成或发育不全常见于左叶。

异位甲状腺

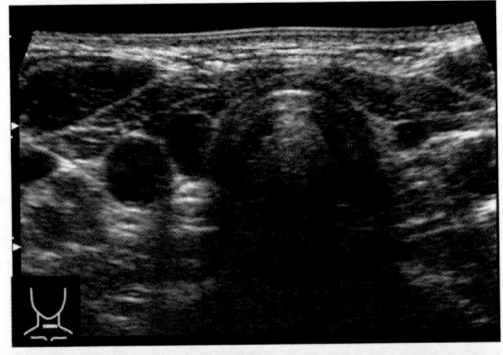

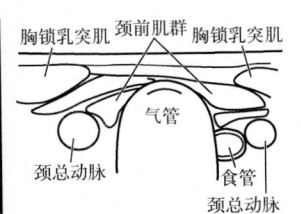

为颈前部横切面,显示甲状腺床内无甲状腺,只有增厚的颈前肌群

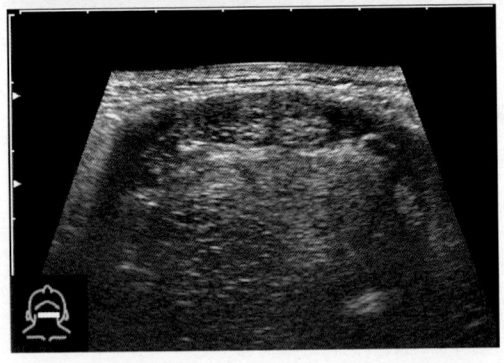

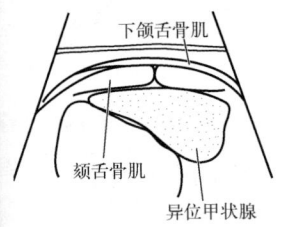

为颏下横切面,舌下显示异位甲状腺

第2章　甲状旁腺超声诊断

一、甲状旁腺激素

①甲状旁腺激素（parathyroid hormone，PTH）由甲状旁腺分泌，受血液中钙离子浓度的反馈调节，而不受中枢系统的控制。

②PTH通过以下3种方式，维持血液中的钙离子浓度。

- 刺激分解和吸收骨质的破骨细胞，向血液中释放钙离子，维持血钙浓度。
- 促进肾钙的再吸收和磷的排泄。
- 促进肾产生活性维生素D，促进肠管中钙的吸收。

③PTH分泌过度可导致高钙血症和低磷血症。

④在慢性肾功能不全，低钙血症促进分泌PTH，发生PTH的继发性升高。

二、甲状旁腺解剖

①甲状旁腺一般为4枚（可有5～6枚），上下左右两对。

②甲状旁腺长4～6mm，宽2～4mm，厚0.5mm，重量为35～40mg。

③上甲状旁腺比下甲状旁腺大，男性比女性大。

④胚胎时期，上、下甲状旁腺分别从第4和第3鳃弓的背侧发育。胸腺也从第3鳃弓发育，并与下甲状旁腺一同下移，下降过程中容易发生异位。如果两者分离延迟，下甲状旁腺可下降到纵隔内。

⑤上甲状旁腺位于甲状腺背侧、甲状腺下动脉与喉返神经交汇处的上方、喉返神经进入喉的附近。很少位于甲状腺下动脉的下方。

⑥下甲状旁腺以甲状腺下极为中心，分布在其周围。

图 右上甲状旁腺的解剖

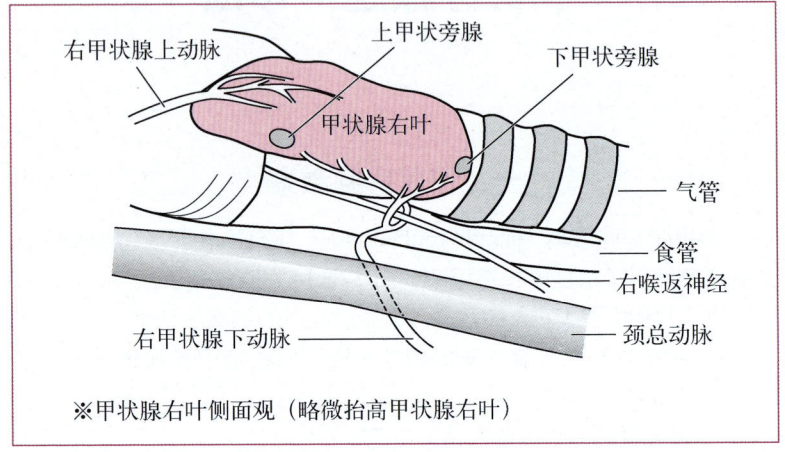

※甲状腺右叶侧面观（略微抬高甲状腺右叶）

图 甲状旁腺的解剖（后面观）

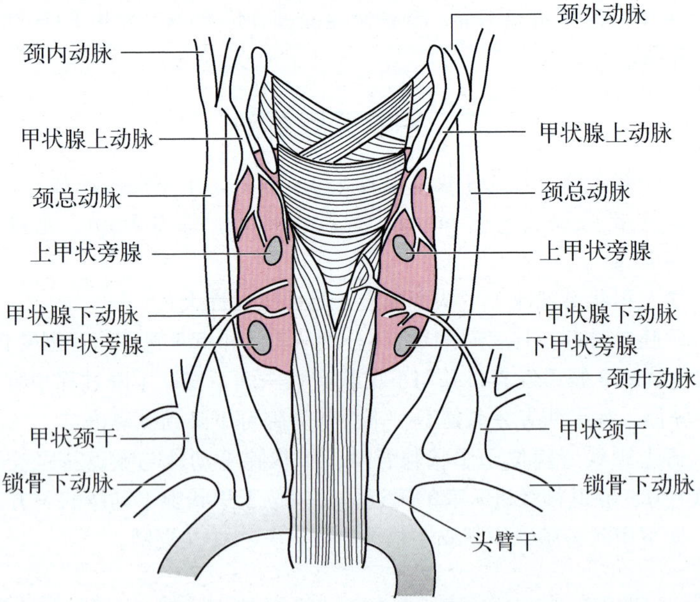

三、甲状旁腺超声表现

①超声不能显示正常甲状旁腺。

②甲状旁腺肿大超过 5mm，方能显示。

③甲状旁腺肿物包括腺瘤、增生、癌、囊肿，其中实性肿物均表现为低回声。

④肿物内部可发生囊性变。

⑤因有包膜，与甲状腺分界清楚。

⑥彩色多普勒显示肿大的甲状旁腺具有丰富的血流信号。

⑦只有 1 枚甲状旁腺肿大则考虑为腺瘤或癌，多枚甲状旁腺肿大则考虑为增生。

⑧腺瘤或增生多呈扁平形，癌呈球形。肿瘤大，且与甲状腺分界不清时，应怀疑癌。

⑨异位甲状旁腺肿瘤与周围肿大淋巴结较难鉴别。

⑩对肿大的甲状旁腺进行经皮乙醇注射疗法（PEIT）时，为确定乙醇注射量，应测量甲状旁腺体积。

图 甲状旁腺的测量

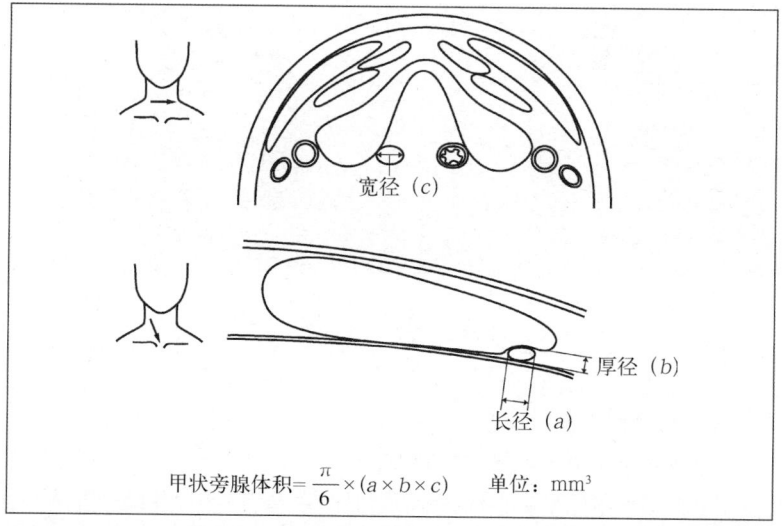

甲状旁腺体积 $=\dfrac{\pi}{6}\times(a\times b\times c)$　　单位：mm^3

四、甲状旁腺扫查方法

①患者仰卧位,抬起下颌,充分伸展颈部。
②颜面部朝向对侧。
③横切面扫查是从甲状腺上极平行移动探头至甲状腺下极,观察甲状腺后面和左右侧面,确认有无肿瘤。
④横切面扫查发现肿瘤后,进行纵切面扫查,应多切面观察。

患者体位(观察右上甲状旁腺)

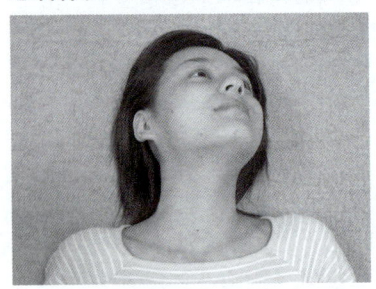

横切面扫查(观察右上甲状旁腺)

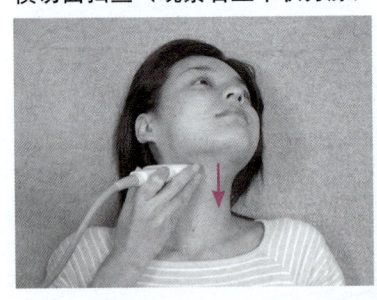
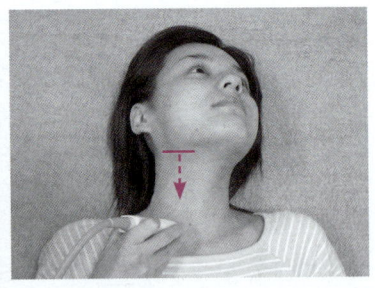

五、各 论

1. 原发性甲状旁腺功能亢进症
【超声表现】
①通常只有1枚甲状旁腺肿大。
②腺瘤和增生呈扁平形、圆形的低回声肿瘤,与甲状腺分界清楚。

③与腺瘤、增生相比，癌较大，呈球形。当侵犯甲状腺等周围组织时，形态则不规则。

④肿瘤可出现囊性变、钙化等。

【临床特征】

①因甲状旁腺的自身病变导致过度分泌PTH，引起骨质异常等各种病理状态，称原发性甲状旁腺功能亢进症。

②血液中的PTH值升高，出现高钙血症和低磷血症。引起原发性甲状旁腺功能亢进症的疾病包括甲状旁腺腺瘤、甲状旁腺增生、甲状旁腺癌。

③多为腺瘤，很少发生癌。

④甲状旁腺增生为遗传性疾病，大部分是多发性内分泌肿瘤（MEN）。

⑤一般的腺瘤只累及1枚腺体，很少累及多枚腺体。肉眼观为实性、均质的肿瘤，可发生囊性变、钙质沉着等。

⑥癌与腺瘤一样，也只累及1枚腺体，但两者相比，癌较大，多呈球形。

⑦癌可侵犯甲状腺等周围组织，可发生淋巴结转移。

⑧癌经常发生重度高钙血症。

病例1　甲状旁腺腺瘤

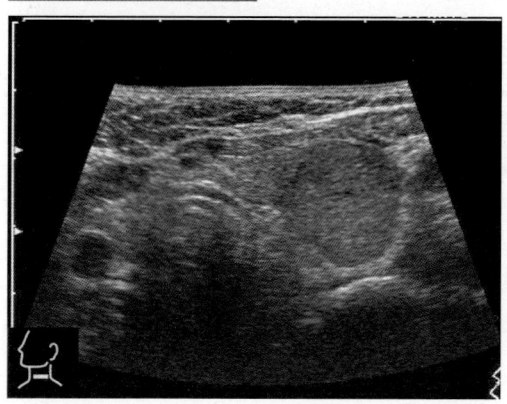

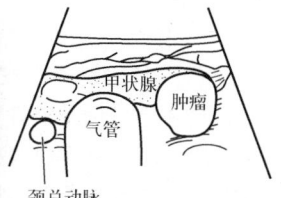

紧邻甲状腺左叶的椭圆形肿瘤，边界清楚，光滑，内部回声均匀。只有1枚腺体肿大。组织学诊断为腺瘤

病例2　甲状旁腺癌

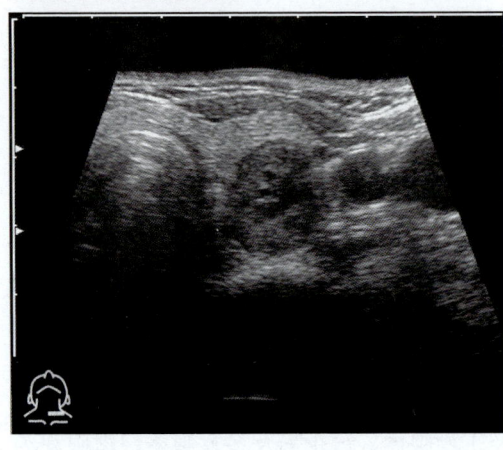

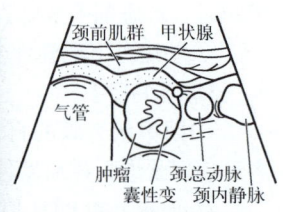

紧邻甲状腺左叶的圆形肿瘤，伴有囊性变，肿瘤压迫甲状腺，使之向前抬高，综合上述考虑为甲状旁腺肿大。只有1枚腺体肿大。组织学诊断为甲状旁腺癌

2. 继发性甲状旁腺功能亢进症

【超声表现】

①通常是多枚甲状旁腺肿大。

②为低回声肿物，常伴囊性变。

③如果甲状旁腺功能亢进症进一步发展，肿物则变大，形状也变为不规则。

【临床特征】

①甲状旁腺以外的因素，导致血钙浓度下降，引起甲状旁腺过度分泌PTH的病理状态，称继发性甲状旁腺功能亢进症。

②主要病因是慢性肾功能不全。随着病情的持续发展，可发生以高磷低钙血症为基础病变的肾性骨营养不良（renal osteodystrophy）。肾性骨营养不良表现为骨软化症、纤维性骨炎、骨质疏松症、骨质硬化症等骨骼病变，动脉壁、结膜、角膜、关节周围组织等部位的钙质沉着，以及精神障碍、肌力下降、指（趾）血供障碍等。

③甲状旁腺功能亢进症常合并甲状腺腺瘤样结节。

病例1 继发性甲状旁腺功能亢进症

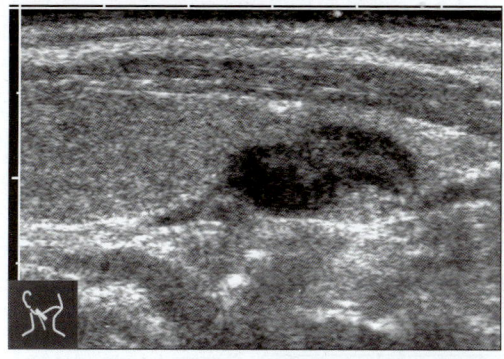

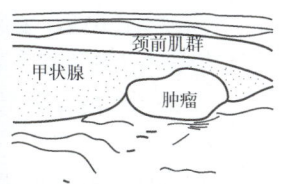

为慢性肾功能不全病例，显示右下甲状旁腺肿大。为紧邻甲状腺右叶下极的椭圆形肿物，呈低回声，内部见不均匀的高回声区

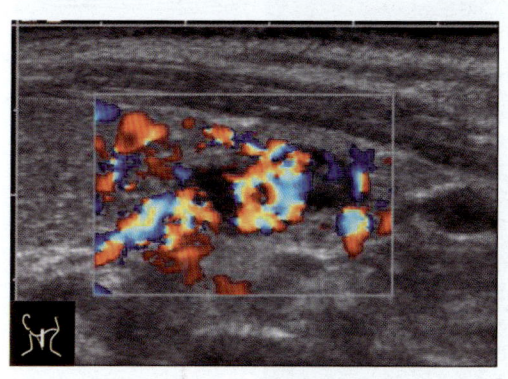

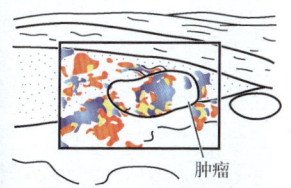

彩色多普勒声像图显示肿物内部丰富的血流信号。根据此丰富的血流信号，易与反应性淋巴结肿大相鉴别

【经皮乙醇注射疗法】

①目前，继发性甲状旁腺功能亢进症的治疗，普遍进行经皮乙醇注射疗法（PEIT），注射量根据甲状旁腺的体积来计算。

②甲状旁腺功能亢进症的PEIT治疗，是破坏甲状旁腺组织，使甲状旁腺萎缩，达到PTH分泌减少的目的。

③乙醇注射量为甲状旁腺体积的80%。

④在2个垂直的切面上确定甲状旁腺内针尖位置。

⑤利用彩色多普勒评价甲状旁腺的血流信号，注射乙醇至血流

信号消失为止。

⑥注射乙醇后,要确认甲状旁腺内部的血流信号是否消失。另外,甲状旁腺内出现高回声区,腺体体积增加,所以应进行体积测量。

⑦如果乙醇渗漏至甲状旁腺周围,可引起喉返神经麻痹,注入时应注意观察。

⑧乙醇渗漏至甲状旁腺周围时,即使甲状旁腺内仍显示血流信号,也要停止 PEIT。

病例 2　继发性甲状旁腺功能亢进症

PEIT 前

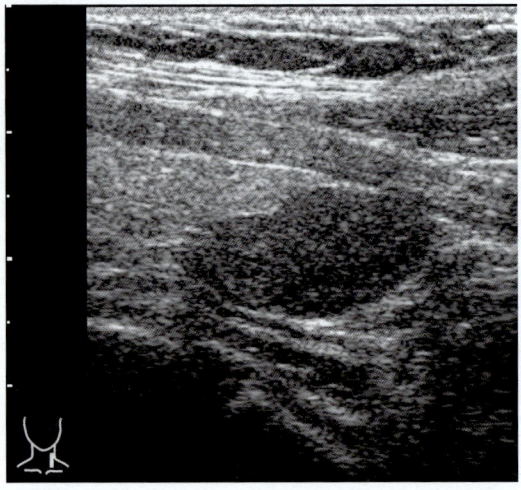

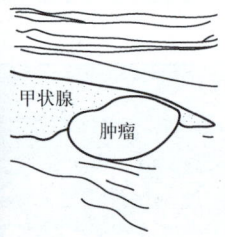

为慢性肾功能不全病例,发现 3 枚甲状旁腺肿大。选择最大的左下甲状旁腺进行 PEIT。PEIT 前表现为紧邻甲状腺左叶下极的低回声肿物,内部回声均匀

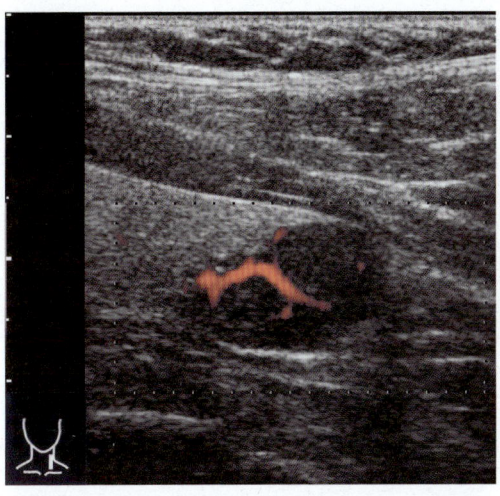
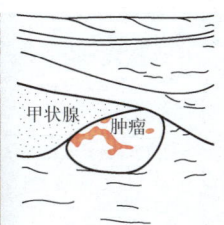

能量多普勒显示流入甲状旁腺的血流信号

穿刺中

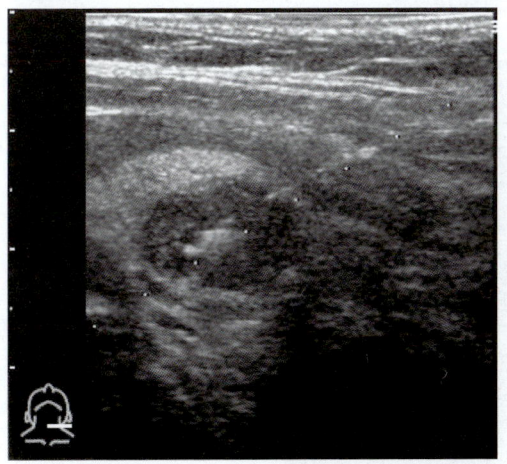
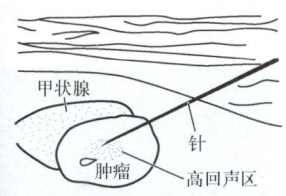

注射乙醇时的声像图，显示甲状旁腺内穿刺针和乙醇注射引起的高回声区

PEIT 后

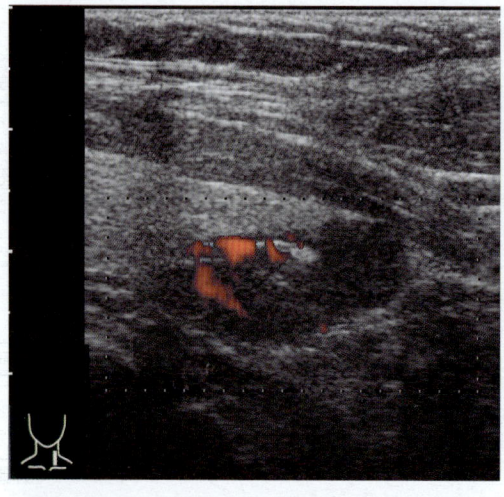

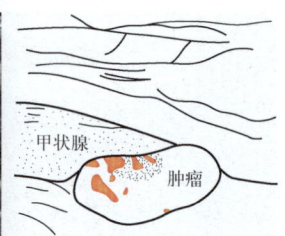

为 PEIT 后的甲状旁腺能量多普勒声像图。与 PEIT 前相比，流入甲状旁腺内部的血流信号已减少。随后，针对残留的血流信号，再次进行了 PEIT

病例 3　继发性甲状旁腺功能亢进症

PEIT 前

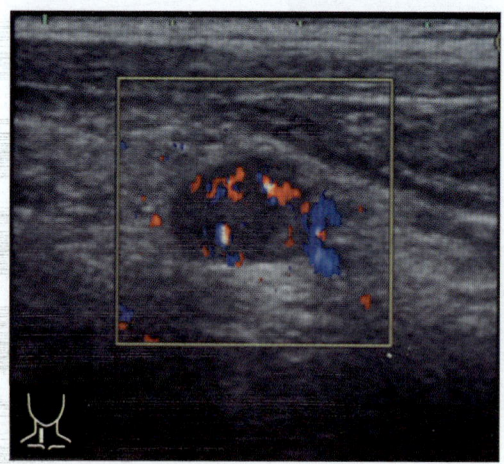

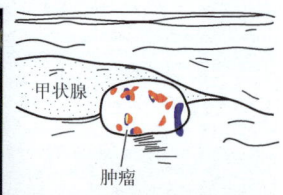

为慢性肾功能不全患者 PEIT 前的彩色多普勒声像图，显示右下甲状旁腺内丰富的血流信号

PEIT 后

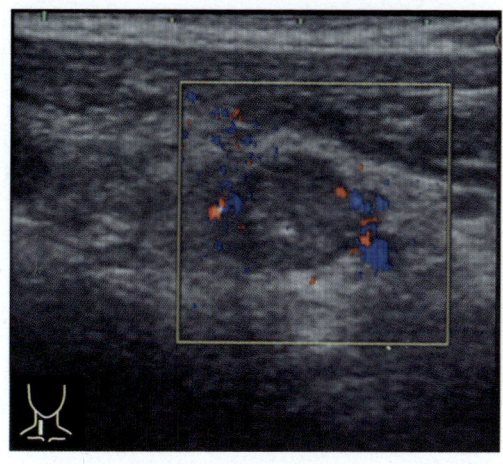

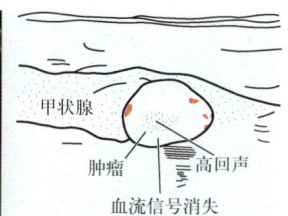

为 PEIT 后，右下甲状旁腺内部血流信号几乎消失，腺体内显示高回声区

3. 无功能性甲状旁腺囊肿

【超声表现】

①紧邻甲状腺的囊性肿瘤，与甲状腺分界清楚。

②为椭圆形、较大的肿瘤。

③内部多呈无回声，无实性部分。

【临床特征】

①无功能性甲状旁腺囊肿是罕见疾病，应与甲状旁腺增生和腺瘤的出血、囊性变导致的功能性甲状旁腺囊肿相区别。

②常发生于甲状腺下极，好发于左下甲状旁腺。

无功能性甲状旁腺囊肿

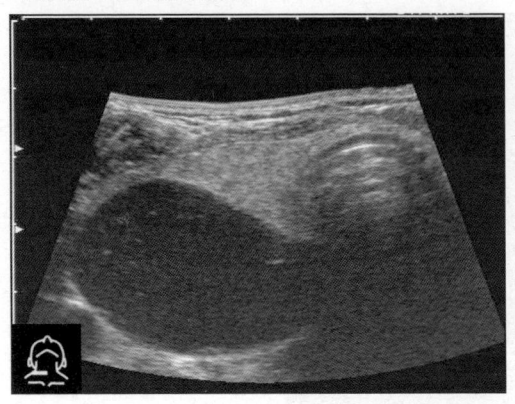
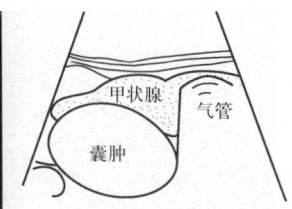

紧邻甲状腺右叶下极的巨大囊性肿瘤，边界清楚。紧邻甲状腺下极、边界清楚的囊性肿瘤应考虑为甲状旁腺囊肿

第 3 章　涎腺超声诊断

一、涎腺解剖和超声表现

涎腺分为腮腺、下颌下腺和舌下腺三对大涎腺和分布于口腔黏膜上的小涎腺（图）。超声可以检查腮腺、涎颌下腺、舌下腺三大唾液腺。

图　涎腺的分类

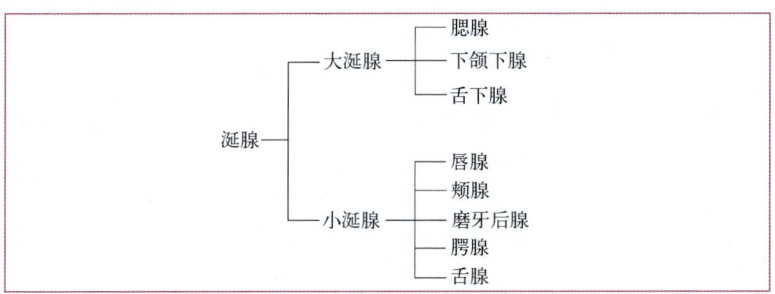

图　涎腺的解剖

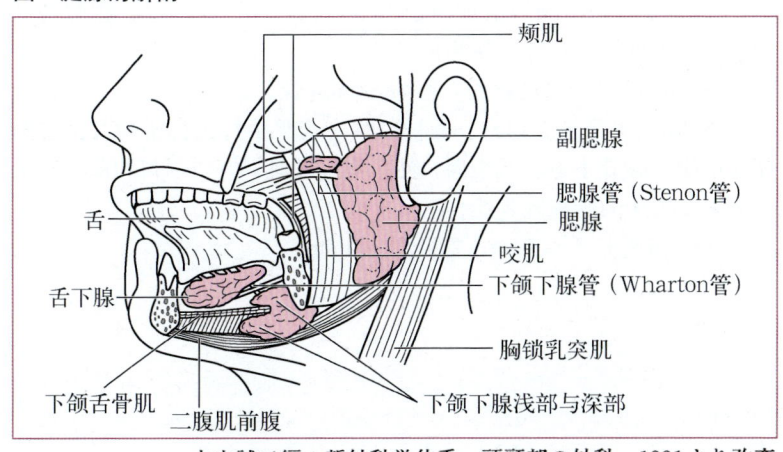

木本誠二編：新外科学体系　頭頸部の外科．1991より改変

图 下颌下腺与舌下腺的位置关系

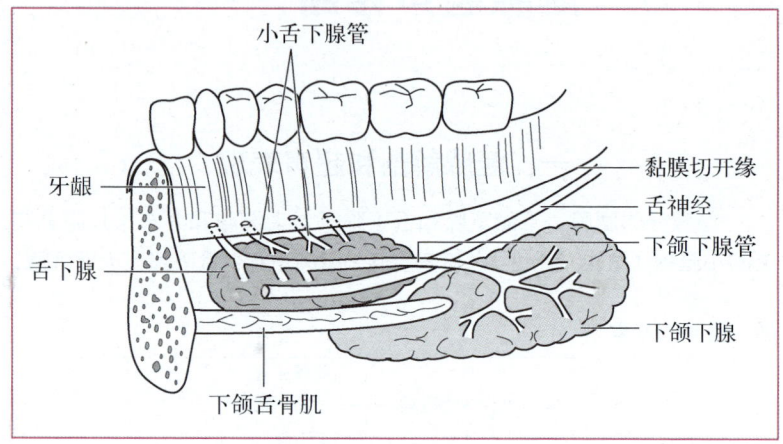

木本誠二編:新外科学体系 頭頸部の外科.1991より改変

1．腮腺

(1) 腮腺解剖

①腮腺是涎腺中最大的浆液腺。

②腮腺位于外耳前方，咬肌与胸锁乳突肌之间的下颌后窝。

③从茎乳孔出颅的面神经走行于腮腺内，以此为界，腮腺被分为浅叶（浅部）和深叶（深部）。

④腮腺的导管（腮腺管）称为 Stenon 管。

⑤ Stenon 管与面动脉、面神经颊支几乎平行走行于外耳前方的腮腺前缘、颧骨下方咬肌表面，然后穿过颊肌，开口于口腔前庭平对上颌第 2 磨牙的腮腺乳头处。

⑥腮腺管长 5～6cm，管径 2～3mm。

图 腮腺解剖

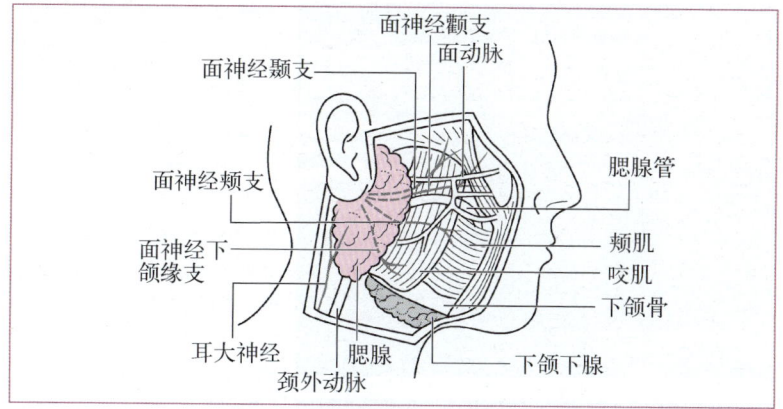

東海大学病院超音波検査室編：超音波診断要覧Ⅵ乳房・甲状腺・その他の体表臓器編．1993より

（2）腮腺超声表现
①腮腺为均匀、高回声实性器官。
②正常情况下，只能隐约显示腮腺外段的部分腮腺管。
③不能显示腮腺内面神经。
④在咬肌表面可观察到副腮腺。

正常腮腺声像图

腮腺纵切面

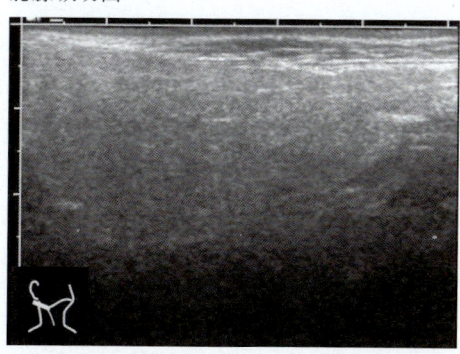

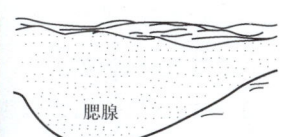

为腮腺纵切面，外耳侧组织显示在声像图的左侧。因腮腺富含脂肪组织，所以是呈高回声的实性器官

腮腺横切面

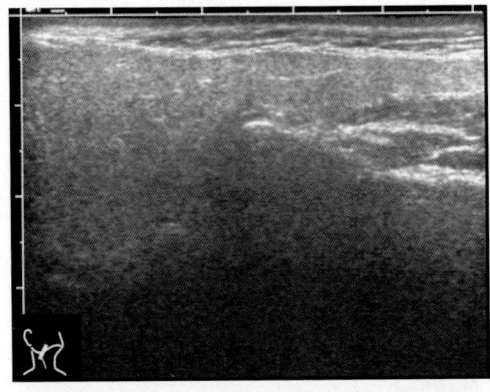

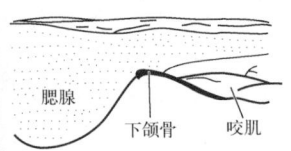

为腮腺横切面,腮腺位于下颌后窝,浅叶延伸至咬肌表面。检查右侧腮腺时,咬肌显示在声像图的右侧;检查左侧腮腺时,咬肌则显示在声像图的左侧。不能显示面神经

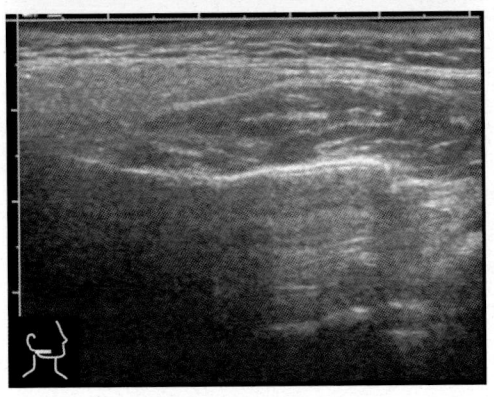

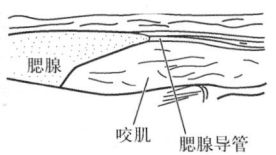

腮腺延伸至咬肌表面,并显示一段腮腺管。腮腺管走行于咬肌表面,穿过颊肌,开口于口腔前庭。所以横切面扫查可以观察穿入颊肌前的腮腺管有无扩张等

2. 下颌下腺

(1) 下颌下腺解剖

①下颌下腺是由浆液腺和黏液腺组成的混合腺,浆液腺多,黏液腺少。

②下颌下腺位于下颌骨内侧与二腹肌前后腹之间的下颌下三角内,在下颌舌骨肌表面。

③下颌下腺的导管(下颌下腺管)称为Wharton管(Wharton's duct)。

④ Wharton 管长约 5cm，与舌下腺管汇合后，开口于舌小体附近的舌下肉阜。

图　下颌下腺解剖

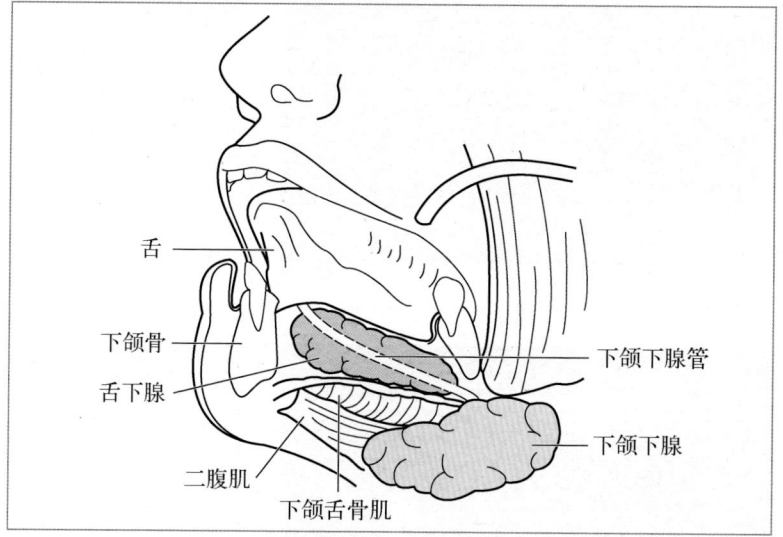

鈴木淳一 他編：標準耳鼻咽喉科·頭頸部外科学　第3版.2003より改変

（2）下颌下腺超声表现

①下颌下腺为均匀的实性器官。

②下颌下腺回声与腮腺回声相同或略低。

③ Wharton 管为从下颌下腺发出并走向舌下的管状回声，直径 1～2mm。

正常下颌下腺声像图

下颌下腺纵切面

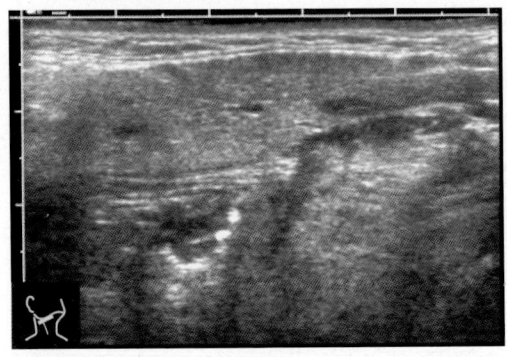

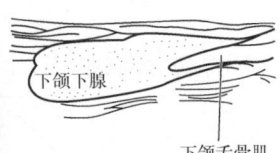

为颌下区下颌下腺纵切面,探头平行于下颌骨,显示下颌舌骨肌嵌入下颌下腺

下颌下腺横切面

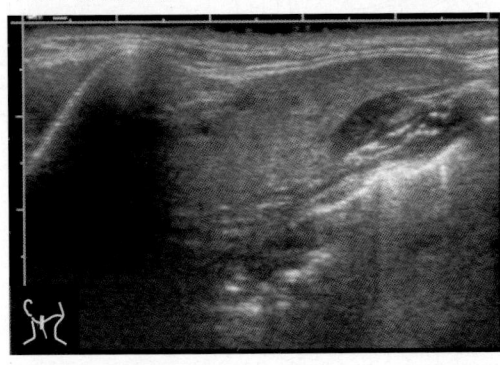

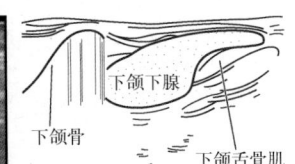

为下颌下腺横切面,探头垂直于下颌骨,在下颌下腺下极后方显示下颌舌骨肌

3. 舌下腺

(1) 舌下腺解剖

①舌下腺是由浆液腺和黏液腺组成的混合腺,黏液腺多,浆液腺少。

②舌下腺在大涎腺中最小,位于口底黏膜下方。

③左右各1枚,位于舌上、舌下纵肌的背侧、颏舌肌的两侧。

④舌下腺管部分汇入下颌下腺管,部分直接开口于口底。

图 舌下腺解剖

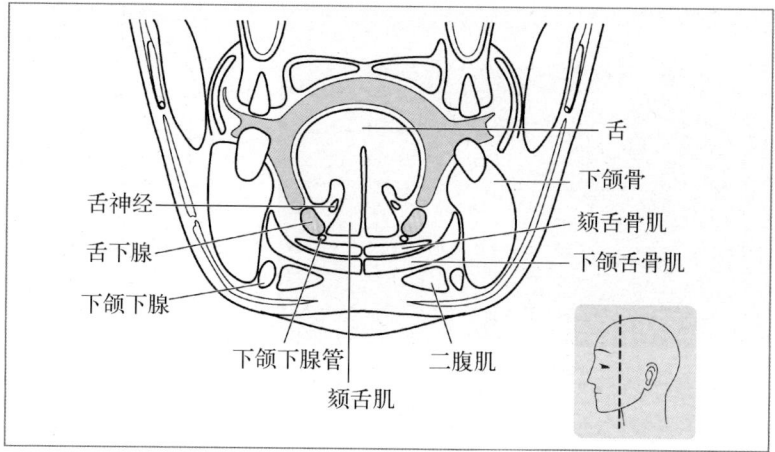

鈴木淳一 他編:標準耳鼻咽喉科・頭頸部外科学 第3版. 2003より改変

(2) 舌下腺超声表现
① 位于颏舌肌两侧的左、右舌下腺表现为均匀的实性器官。
② 不能显示舌下腺管。

正常舌下腺声像图
舌下腺横切面

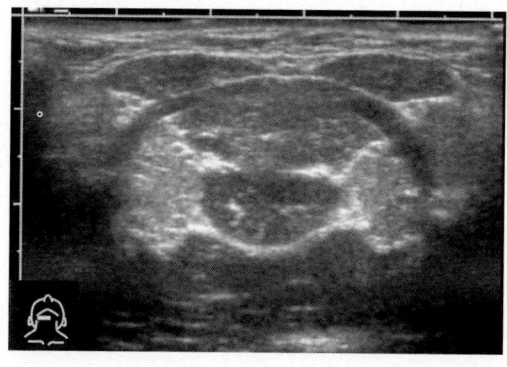

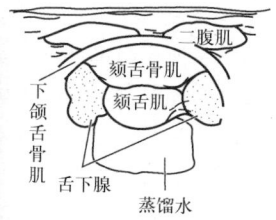

为颏下横切面扫查，显示颏舌肌两侧的左右舌下腺

舌下腺纵切面

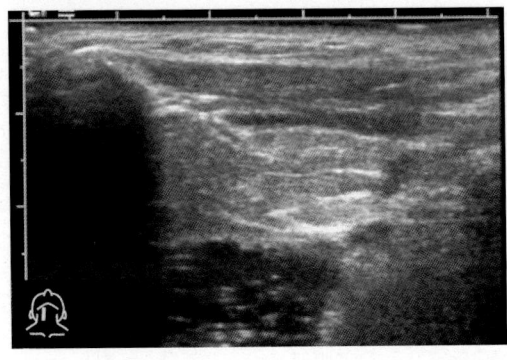

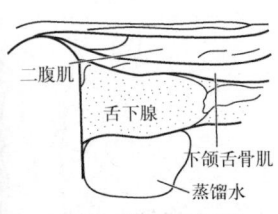

为颏下纵切面扫查，显示下颌舌骨肌深侧的舌下腺

二、涎腺扫查方法

1. 腮腺

①患者仰卧位，颜面部朝向对侧。

②探头几乎平行下颌骨，从外耳后方进行纵切面扫查，观察位于下颌后窝内的腮腺全貌。

③探头垂直于下颌骨进行横切面扫查，从外耳附近平行移动至下颌下腺上缘，观察腮腺全貌。

④腮腺可延伸至外耳前方咬肌表面，所以也应观察咬肌表面，同时还应确认腮腺管有无扩张。

⑤腮腺富含脂肪组织，能引起强烈的衰减，可以通过降低探头频率或使用腹部凸阵探头观察腮腺深部。另外，还可以通过调整灵敏度时间控制（sensitivity time control, STC）或增益进行扫查，以免漏诊。

腮腺纵切面扫查

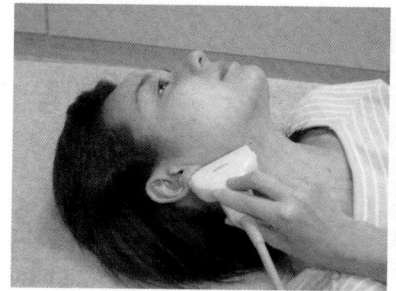

患者的颜面部朝向对侧,探头平行下颌骨,从外耳后方进行扫查,观察腮腺整体

腮腺横切面扫查

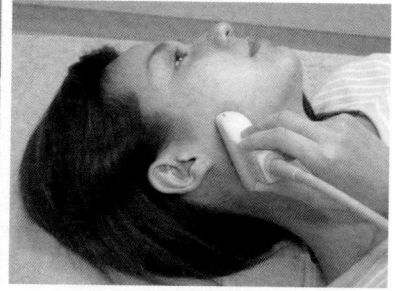

纵切面扫查后,探头逆时针旋转90°,使之与下颌骨垂直,从外耳附近平行移动至下颌下腺上缘,观察腮腺全貌

腮腺管扫查

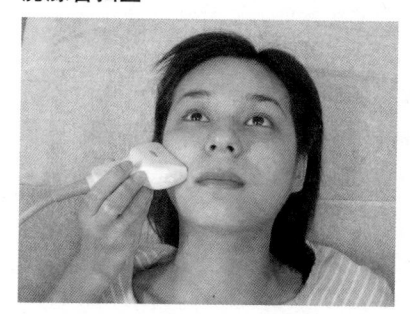

探头垂直下颌骨,略向颊侧移动,并顺时针旋转少许,就能观察咬肌表面到口腔前庭腮腺管开口附近的腮腺管,注意观察有无肿瘤、涎石、腮腺管扩张等

2. 下颌下腺

①患者仰卧位,抬起下颌,充分伸展颈部。

②探头平行于下颌骨进行纵切面扫查,观察下颌下腺全貌。

③探头垂直于下颌骨进行横切面扫查,进一步观察下颌下腺。横切面扫查时,由于受下颌骨的影响,探头无法与皮肤紧密接触,所以应使用较多的耦合剂。

④颏下、颌下等部位除了下颌下腺肿瘤外,还有淋巴结肿大、先天性包块等,所以必须多切面观察颌下区,确认是否为下颌下腺肿瘤。

下颌下腺纵切面扫查　　　　　　**下颌下腺横切面扫查**

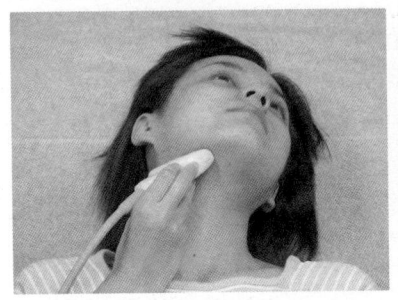 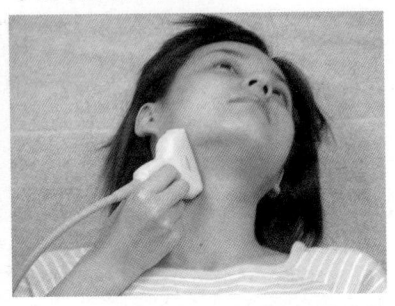

患者抬起下颌伸展颈部，颜面部朝向对侧，探头平行于下颌骨，观察下颌下腺全貌

纵切面扫查后，探头顺时针旋转90°，使之垂直下颌骨，显示下颌下腺横切面

3. 舌下腺

①患者仰卧位，抬起下颌，充分伸展颈部。

②颏下横切面扫查显示颏舌肌，观察左右舌下腺。

③患者口含蒸馏水，从颏下观察，蒸馏水显示的无回声在舌下腺声像图的远场。因舌下腺位于口腔黏膜下方，无回声的前方则显示颏舌肌和两侧的左右舌下腺。

舌下腺横切面扫查

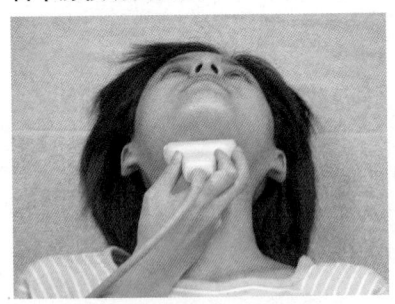

探头置于颏下，显示颏舌肌两侧舌下腺的横切面

三、超声检查要点

1. 涎腺实质回声变化

①观察实质的均匀性和回声变化。

②腮腺间质脂肪含量高于其他涎腺,所以回声略高。

③正常下颌下腺回声均匀细密,回声略低于腮腺回声。

④腮腺炎常表现为实质回声增强、不均匀。

⑤颌下腺炎表现为回声减低、增粗。

⑥颌下腺炎多由涎石引起,所以注意观察下颌下腺内部及颌下区有无结石征象。

颌下腺炎的实质回声减低

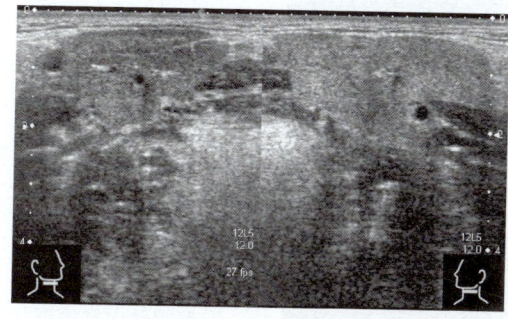

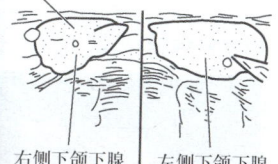

右侧下颌下腺患有炎症,显示实质回声减低和增粗

左侧下颌下腺正常,回声无减低

2. 肿瘤性病变及其特性

(1) 肿瘤的确认

①确认是腮腺、下颌下腺等腺体的肿胀还是肿瘤。

②确认为肿瘤时,应判断是腺体内肿瘤还是腺体外肿瘤。

③颈部包块包括淋巴结肿大、鳃裂囊肿、表皮样囊肿、软组织来源肿瘤等,上述包块常毗邻涎腺,所以应仔细观察两者的分界。

(2) 肿瘤的形态

①一般良性肿瘤呈规则的圆形、椭圆形,恶性肿瘤呈不规则形。

②即使是良性肿瘤，肿瘤较大时，也可呈分叶状。
③低度恶性的腺泡细胞癌、黏液表皮样癌的形状也可规则。

形状规则

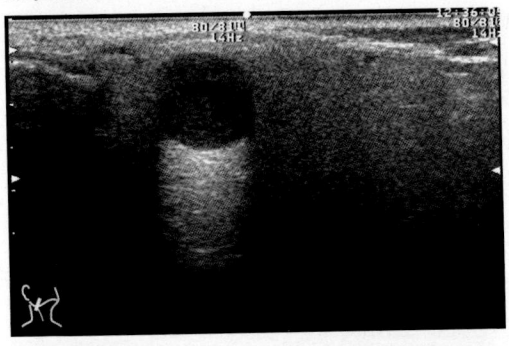

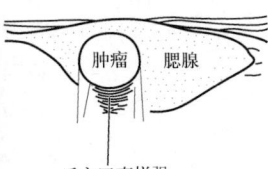

右侧腮腺内肿瘤形状规则，呈低回声，后方回声增强

形状不规则

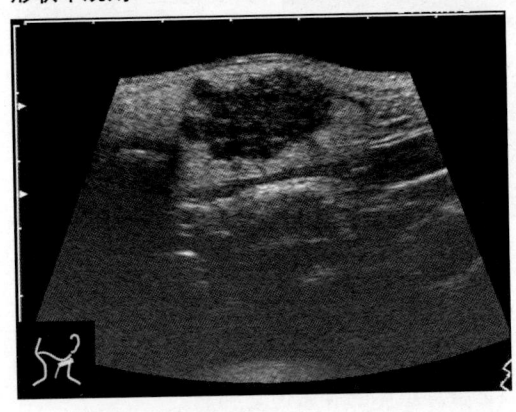

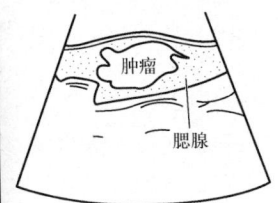

左侧腮腺内肿瘤形状不规则，呈低回声

（3）肿瘤的边缘
①良性肿瘤边缘光滑，恶性肿瘤边缘毛糙。
②低度恶性的腺泡细胞癌、黏液表皮样癌的边缘可光滑。

边缘光滑

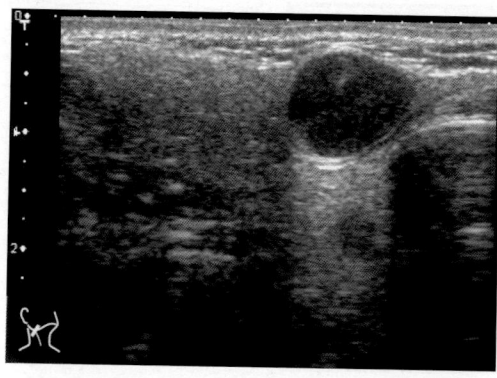

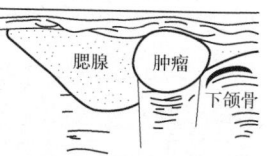

右侧腮腺内肿瘤边缘光滑，呈低回声，后方回声增强

边缘毛糙

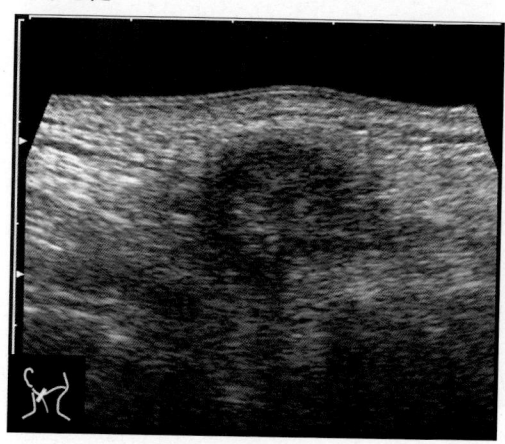

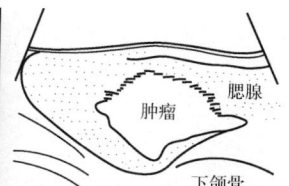

右侧腮腺内肿瘤边缘毛糙，呈低回声，形状不规则

（4）肿瘤的内部回声

①实性肿瘤评价回声水平和均匀性。

②即使是良性肿瘤，因常出现囊性变、钙化等，内部回声也可不均匀。

③腺样囊性癌、黏液表皮样癌、Warthin 瘤等常发生囊性变。

④因恶性淋巴瘤的回声低，后方回声可增强。

内部回声均匀

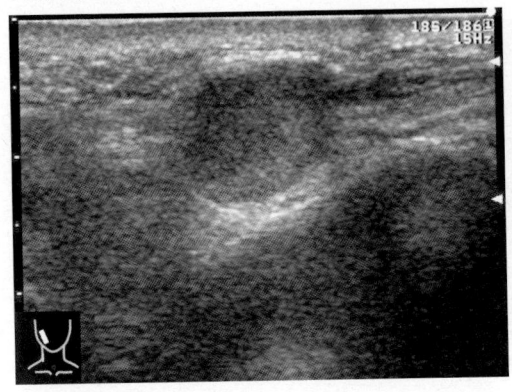

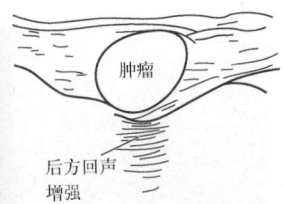

右侧颊部黏膜下肿瘤呈低回声，内部回声均匀，后方回声增强。病理组织学诊断为生长于颊黏膜下、涎腺来源的多形性腺瘤

内部回声不均匀

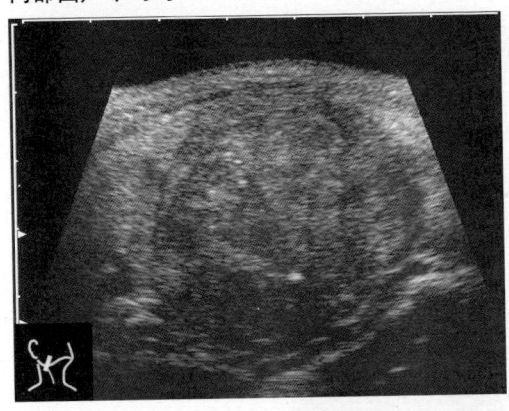

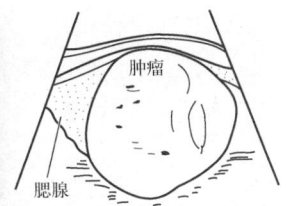

右侧腮腺内肿瘤呈低回声，内部回声不均匀，伴有点状钙化

四、各论一：涎腺肿瘤

① 1991年WHO修订了《涎腺肿瘤的组织学分类》（表），与以往的分类比较，对癌症，此次更为详细。

② 涎腺有腺上皮细胞、腺泡细胞、肌上皮细胞、基底细胞。若上述细胞发生肿瘤，可发生各种各样的增殖和分化，所以涎腺肿瘤的组织学分型也多样。

③ 70%～80% 的涎腺肿瘤来源于腮腺，10% 来源于下颌下腺。小涎腺及舌下腺肿瘤罕见。

④下颌下腺的恶性肿瘤发生率高，约占下颌下腺肿瘤的 40%。

⑤下颌下腺恶性肿瘤多见于 40 岁以上人群，良性肿瘤多见于 30 岁以上人群。

⑥恶性肿瘤多为腺样囊性癌和鳞状细胞癌。

⑦腮腺的恶性肿瘤容易引起面神经麻痹。

⑧腮腺的良性肿瘤占 70%～80%，而恶性肿瘤的发生率较低。

⑨在腮腺良性肿瘤中，多形性腺瘤占大部分，约为 80%。

表　涎腺肿瘤的组织学分类

1. 腺瘤
  (1) 多形性腺瘤　pleomorphic adenoma
  (2) 肌上皮瘤　myoepithelioma（myoepithelial adenoma）
  (3) 基底细胞腺瘤　basal cell adenoma
  (4) Warthin 瘤（腺淋巴瘤）　Warthin tumor（adenolymphoma）
  (5) 嗜酸性腺瘤　oncocytoma（oncocytic adenoma）
  (6) 管状腺瘤　canalicular adenoma
  (7) 皮脂腺瘤　sebaceous adenoma
  (8) 导管乳头状瘤　ductal papilloma
  (9) 囊腺瘤　cystadenoma

2. 癌
  (1) 腺泡细胞癌　acinic cell carcinoma
  (2) 黏液表皮样癌　mucoepidermoid carcinoma
  (3) 腺样囊性癌　adenoid cystic carcinoma
  (4) 多形性低度恶性腺癌　polymorphous low grade adenocarcinoma
  (5) 上皮 - 肌上皮癌　epithelial myoepithelial carcinoma
  (6) 基底细胞腺癌　basal cell adenocarcinoma
  (7) 皮脂腺癌　sebaceous carcinoma
  (8) 乳头状囊腺癌　papillary cystadenocarcinoma
  (9) 黏液腺癌　mucinous adenocarcinoma

(10) 嗜酸性腺癌（嗜酸细胞癌）　oncocytic carcinoma
　(11) 涎腺导管癌　salivary duct carcinoma
　(12) 腺癌　adenocarcinoma
　(13) 恶性肌上皮瘤（肌上皮癌）　malignant myoepithelioma
　(14) 癌在多形性腺瘤中　carcinoma in pleomorphic adenoma
　(15) 鳞状细胞癌　squamous cell carcinoma
　(16) 小细胞癌　small cell carcinoma
　(17) 未分化癌　undifferentiated carcinoma
　(18) 其他癌　other carcinoma
3. **非上皮性肿瘤**　nonepithelial tumors
4. **恶性淋巴瘤**　malignant lymphomas
5. **继发性癌（肿瘤）**　secondary tumors
6. **未分类的癌**　unclassified tumors
7. **瘤样病变**　tumor-like lesions
　(1) 涎腺症　sialadenosis
　(2) 嗜酸细胞增生症　oncocytosis
　(3) 坏死性涎腺化生　necrotizing sialometaplasia
　(4) 良性淋巴上皮病变　benign lymphoepithelial lesion
　(5) 涎腺囊肿　salivary gland cyst
　(6) 慢性硬化性颌下腺炎　chronic sclerosing sialadenitis of submandibular gland
　(7) 在艾滋病（AIDS）中的囊性淋巴上皮增生　cystic lymphoid hyperplasia in AIDS

WHO：唾液腺腫瘍の組織学的分類．1991年より

1. 多形性腺瘤

【超声表现】

①为椭圆形实性肿瘤，边缘光滑，与周围组织分界清楚。

②随着肿瘤变大，逐渐呈分叶状。

③内部回声复杂,从较均匀的低回声至不均匀回声。不均匀回声表现为钙化、囊性变等。

④常伴有后方回声增强。

⑤彩色多普勒显示,肿瘤内部血流信号可反映瘤内组织构架。有强烈黏液瘤样改变的肿瘤缺乏血流信号,而富含细胞的肿瘤具有丰富的血流信号。

【临床特征】

①多形性腺瘤含上皮成分和非上皮成分,非上皮成分包括黏液样组织、软骨样组织、骨样组织、透明样变等,故也称为混合瘤。因肌上皮细胞具有多形性,故称为多形性腺瘤。

②从儿童到老年人,各个年龄段均可发生,但多见于30~50岁人群。

③女性较男性多见。

④生长缓慢,与周围组织很少发生粘连。

⑤无疼痛、自发痛、面神经麻痹。

⑥一侧单发多见,很少多发。

⑦病程长的多形性腺瘤可发生恶变。

病例1 右侧腮腺多形性腺瘤

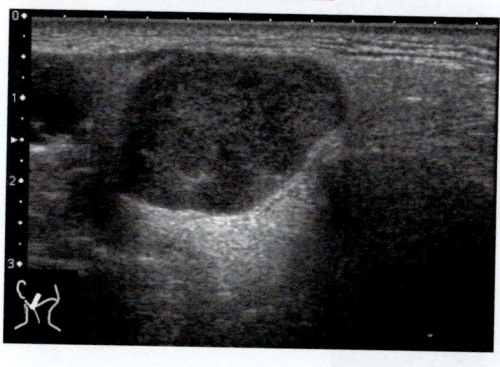

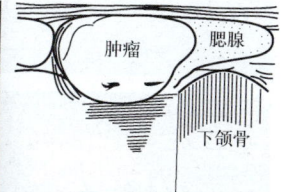

右侧腮腺内肿瘤呈低回声,内部回声不均匀,边界清楚,边缘光滑,后方回声增强

病例2　左侧腮腺多形性腺瘤

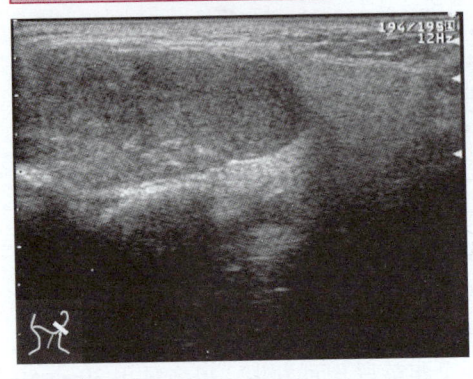

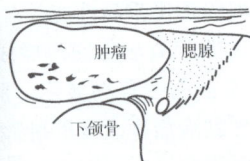

左侧下颌骨前方腮腺内肿瘤呈低回声，内部回声不均匀，边界清楚，边缘光滑，后方回声增强

病例3　右侧腮腺多形性腺瘤

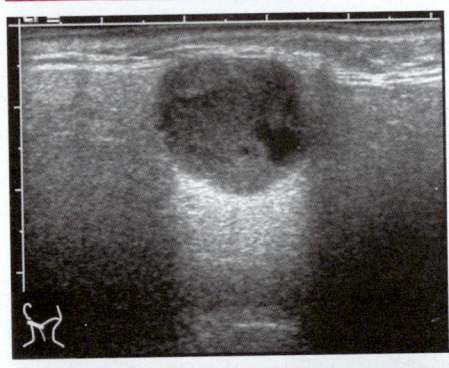

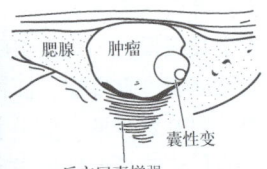

右侧腮腺肿瘤呈低回声，伴有局部囊性变，后方回声增强

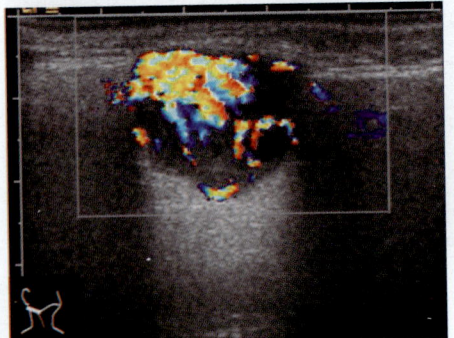

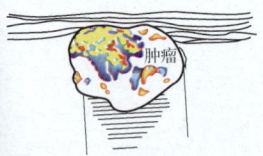

彩色多普勒声像图显示实性部分血流信号丰富

病例 4　左侧腮腺多形性腺瘤

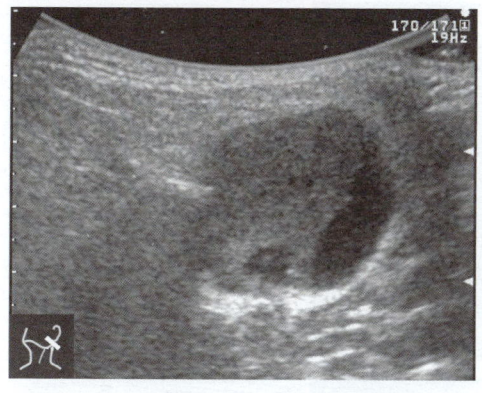

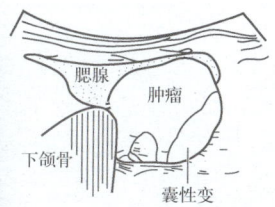

左侧腮腺肿瘤呈低回声，伴有局部囊性变。对这类较大的肿瘤，可利用低频凸阵探头，清楚显示肿瘤深部

病例 5　右侧下颌下腺多形性腺瘤

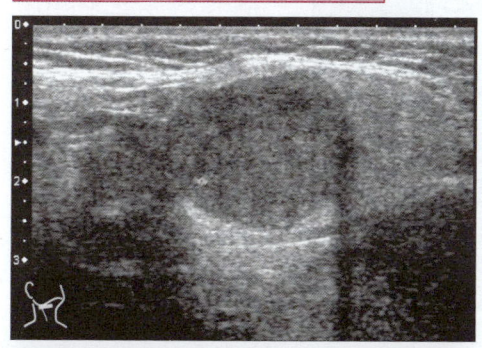

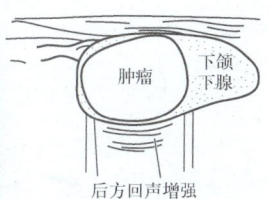

右侧下颌下腺肿瘤呈低回声，内部回声均匀，边界清楚，边缘光滑

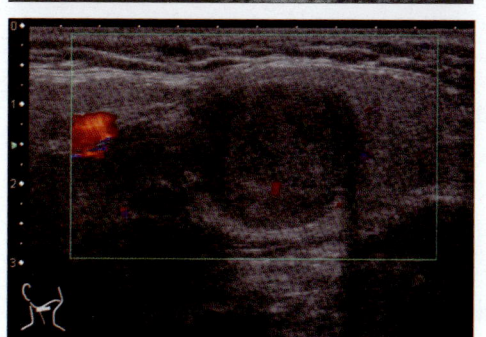

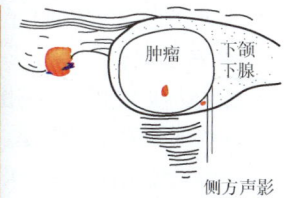

彩色多普勒声像图显示肿瘤内部少量点状血流信号

病例6 右侧下颌下腺多形性腺瘤

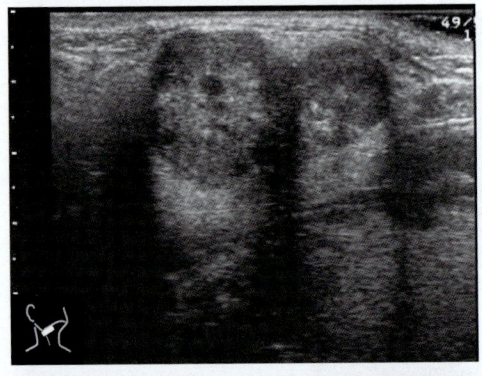

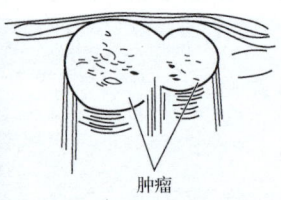

右侧下颌下腺内肿瘤呈低回声,边缘光滑,但内部回声不均匀,形态不规则。超声考虑为恶性,但病理组织学诊断为多形性腺瘤

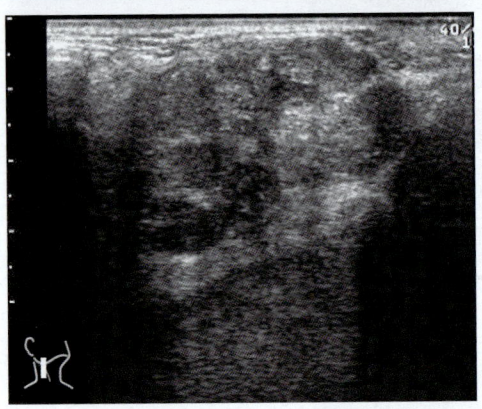

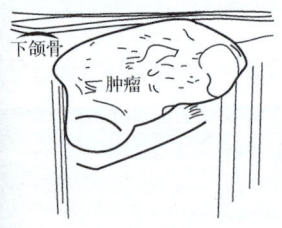

2. 腺淋巴瘤(Warthin瘤)

【超声表现】

①为边缘光滑、与周围组织分界清楚的实性肿瘤。
②内部常发生囊性变。
③肿瘤变大时,呈分叶状,凹凸不平。
④彩色多普勒显示较丰富的血流信号。

【临床特征】

①考虑是迷路至腮腺淋巴结内的涎腺组织(腺泡细胞、导管上皮)

所发生的肿瘤。

②肿瘤有薄的纤维性包膜，内部常发生囊性变。
③各年龄段均可发生，但好发于 50~70 岁男性。
④大部分发生在腮腺内，很少发生在下颌下腺、小涎腺。
⑤常为单发，也可双侧发生或多发。
⑥一般生长缓慢，也可生长迅速、疼痛。

病例 1 　右侧腮腺腺淋巴瘤

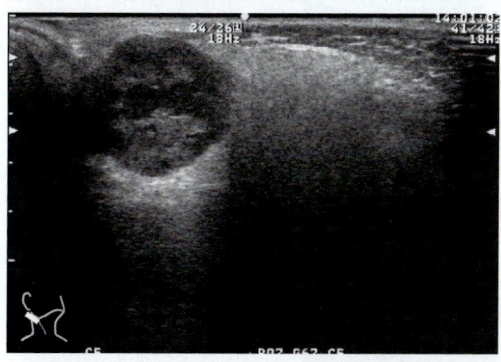
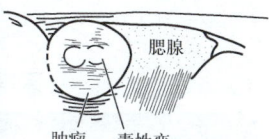

右侧腮腺肿瘤呈低回声，边界清楚，边缘光滑，内部伴有囊性变

病例 2 　左侧腮腺腺淋巴瘤

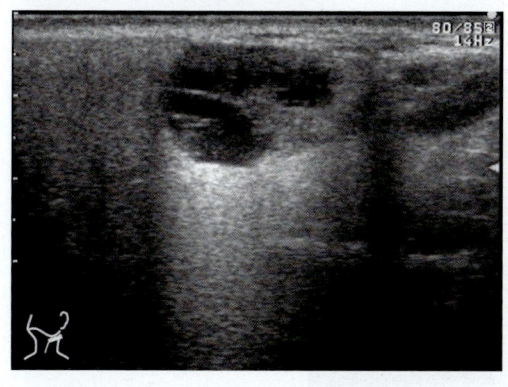
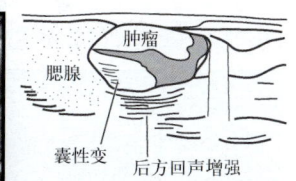

左侧腮腺下极肿瘤边界清楚，边缘光滑，大部分呈囊性变，内部只有小范围的实性部分

病例3 右侧腮腺腺淋巴瘤

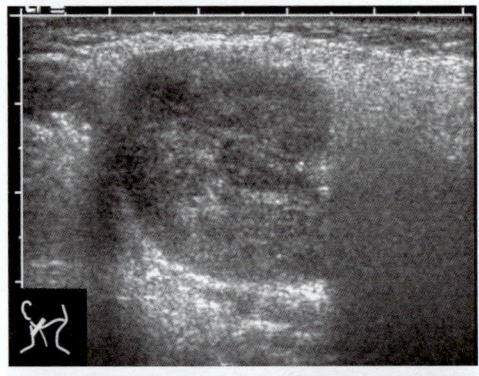

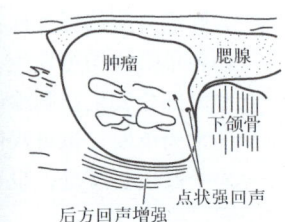

右侧腮腺肿瘤呈低回声,边界清楚,边缘光滑,但内部回声不均匀,见点状强回声

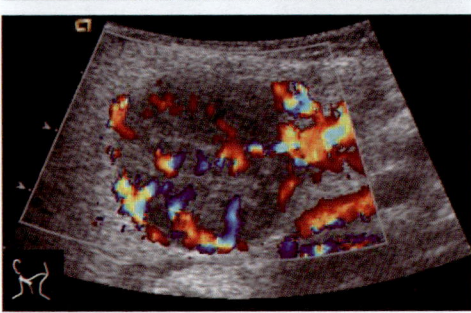

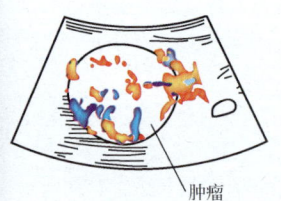

彩色多普勒声像图显示肿瘤内部丰富的血流信号

病例4 左侧腮腺腺淋巴瘤

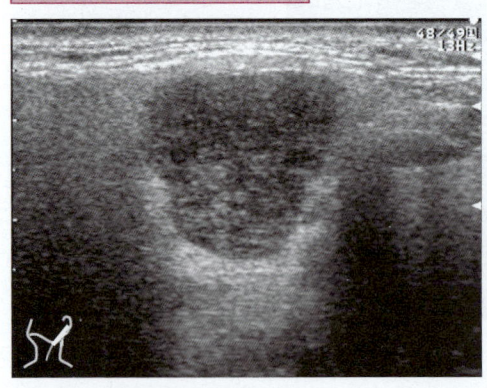

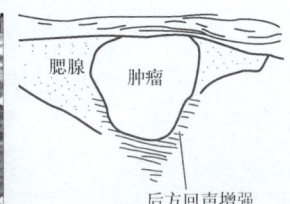

左侧腮腺内肿瘤呈低回声,内部回声不均匀,边界清楚,后方回声增强

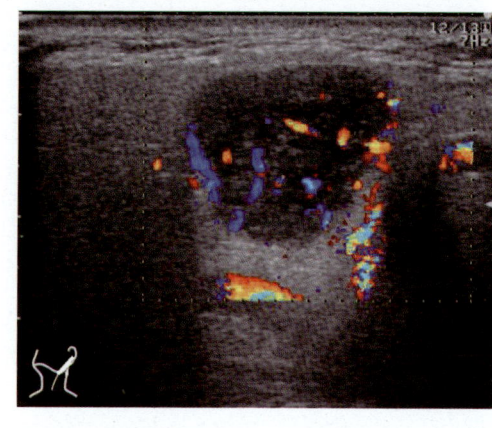

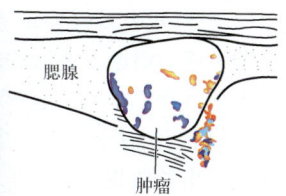

彩色多普勒声像图示肿瘤内部有血流信号

3. 涎腺癌

【超声表现】

①为形态不规则、边缘毛糙的肿瘤。

②内部回声不均匀，可出现钙化、囊性变。

③低度恶性的黏液表皮样癌、腺泡细胞癌，边缘光滑，很难与多形性腺瘤鉴别。

④黏液表皮样癌、腺样囊性癌、涎腺导管癌等常发生囊性变。

⑤怀疑为恶性肿瘤时，应确认是否浸润至下颌骨、周围肌层、颈动脉、颈静脉等。

【临床特征】

①如果肿瘤迅速增大、出现面神经麻痹等症状，应怀疑为高度恶性的癌症。

②腺癌、鳞状细胞癌、未分化癌常出现生长快、疼痛、面神经麻痹等症状。

③在下颌下腺肿瘤，癌的发生率高，所以确认为下颌下腺肿瘤时首先考虑癌。

④下颌下腺癌很少引起面神经麻痹。

⑤黏液表皮样癌比较常见，占腮腺恶性肿瘤的20%～30%。

⑥黏液表皮样癌由黏液细胞和鳞状上皮细胞两者之间的中间型细胞组成。根据上述细胞的组成比例、异型性，分为低度至高度恶性。如果恶性度高，可引起疼痛、面神经麻痹等。

⑦腺泡细胞癌很少出现疼痛、面神经麻痹。该肿瘤表面光滑，质软，生长缓慢，临床上很难与良性肿瘤鉴别。

⑧在腮腺以外的涎腺中，腺样囊性癌的发生率高。

⑨腺样囊性癌侵袭性强，常与周围组织粘连引起疼痛。

⑩腺癌、未分化癌容易发生淋巴转移、远处转移，特别是未分化癌预后差。

⑪涎腺的转移性肿瘤非常罕见，有时误认为是颈部原发性恶性肿瘤。

病例1　右侧腮腺黏液表皮样癌

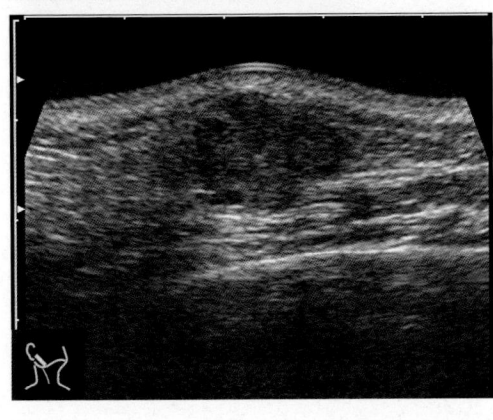

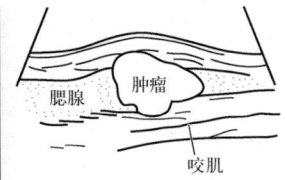

为右侧咬肌上的腮腺浅叶肿瘤。分叶状，局部突向咬肌，边界清楚，边缘光滑，考虑为多形性腺瘤，但病理组织学诊断为低度恶性黏液表皮样癌

病例2　右侧腮腺黏液表皮样癌

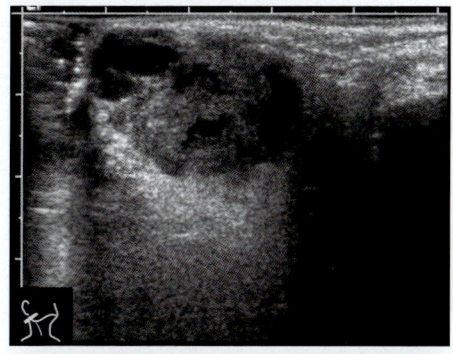
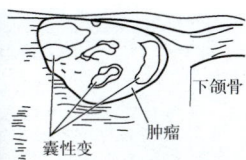

右侧腮腺肿瘤形态规则，边缘光滑，伴有囊性变。病理组织学诊断为低度恶性黏液表皮样癌

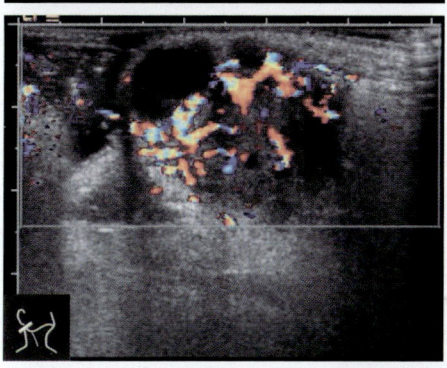
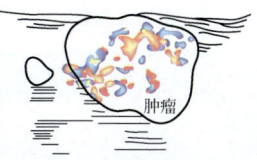

彩色多普勒声像图显示肿瘤内部丰富的血流信号

病例3　右侧舌下腺腺样囊性癌

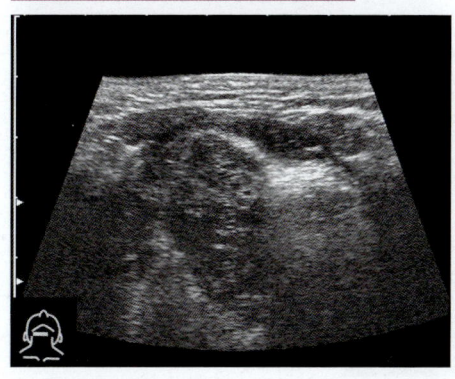
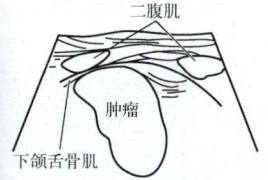

为颏下横切面，显示右侧舌下腺低回声肿瘤，内部回声不均匀，局部边缘毛糙，压迫下颌舌骨肌

病例4　右侧腮腺腺癌

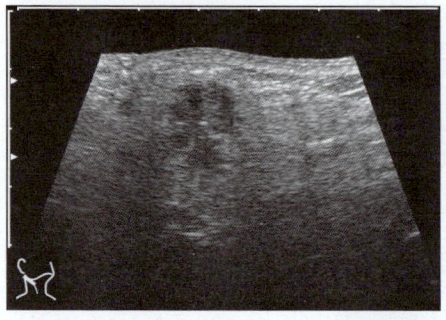
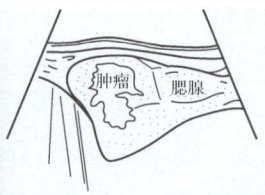

右侧腮腺肿瘤呈低回声，形态不规则，边缘毛糙

病例5　左侧腮腺腺癌

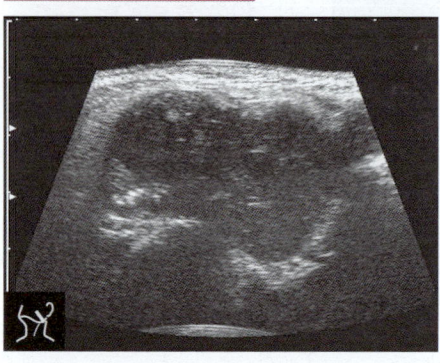
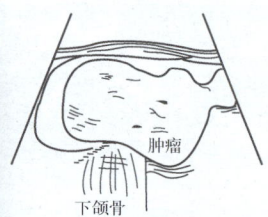

为左侧腮腺巨大肿瘤，前缘毛糙，低回声，内部出现钙化

病例6　右侧腮腺鳞状细胞癌

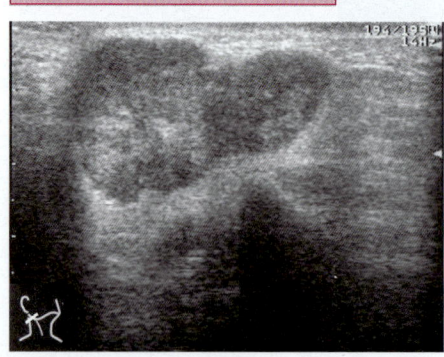
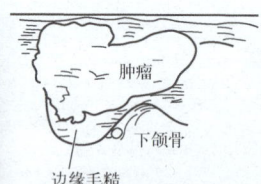

为右侧腮腺肿瘤，呈低回声，内部回声不均匀，边缘毛糙

病例 7　右侧腮腺癌在多形性腺瘤中

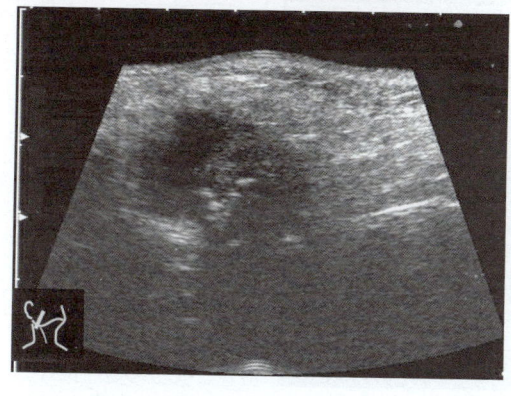

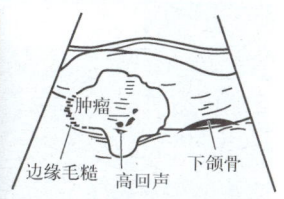

右侧腮腺深叶肿瘤呈低回声，形态不规则，边缘毛糙，内部出现钙化。如图所示，肿瘤深部显示不清时，这种情况下可使用低频凸阵探头观察肿瘤全貌

4. 恶性淋巴瘤

【超声表现】

①肿瘤内部呈弱点状、线状低回声。

②肿瘤变大，可占据整个腮腺。

③后方回声增强。

【临床特征】

①腮腺原发性恶性淋巴瘤罕见。

②生长快，可出现颈部淋巴结肿大。

③在恶性淋巴瘤中，非霍奇金淋巴瘤（B 细胞性）最常见。

④可合并 Sjögren 综合征。

左侧腮腺原发性恶性淋巴瘤

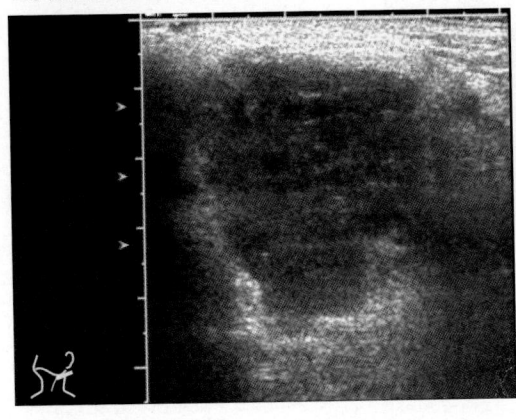

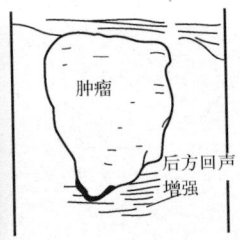

为左侧腮腺巨大肿瘤，占据整个腮腺，呈低回声，内部回声不均匀。虽然肿瘤大，后方回声却增强，故考虑透声良好。恶性淋巴瘤如同上述表现，呈低回声，后方回声增强

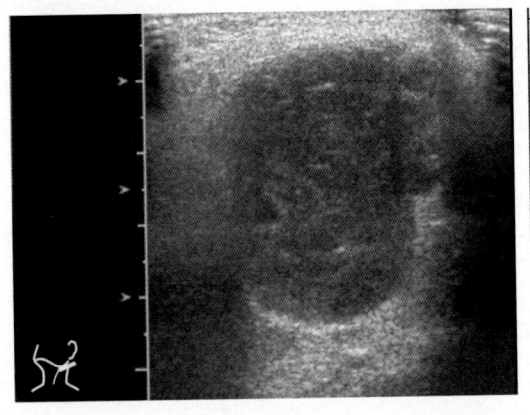

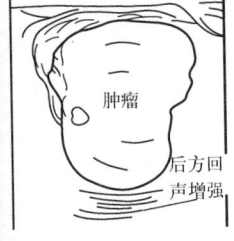

五、各论二：非肿瘤性病变

涎腺包括大涎腺（腮腺、下颌下腺、舌下腺）和许多个小涎腺，每天分泌 500～1000ml 唾液。唾液润滑口腔，助吞咽，还可清洁口腔、助消化、抗菌等。

涎腺疾病中除了肿瘤性病变，还有炎症性疾病、自身免疫性疾病、过敏性疾病、功能障碍性疾病等，其中以炎症性疾病最常见。炎症性疾病中包括病毒感染引起的流行性腮腺炎和细菌性化脓性涎腺炎，还有涎石引起的炎症。免疫过敏性疾病包括Sjögren综合征、Mikulicz病、木村病（Kimura disease）等。功能障碍性疾病有口腔干燥症。

本章节简单介绍发病率高、超声能够诊断的涎石、囊肿、流行性腮腺炎、慢性化脓性颌下腺炎、儿童复发性腮腺炎、Sjögren综合征。

表　涎腺主要的非肿瘤性病变

1. **炎症**
   （1）流行性腮腺炎
   （2）复发性（反复性）涎腺炎
   （3）急性化脓性涎腺炎
   （4）放射性涎腺炎
   （5）慢性硬化性颌下腺炎
   （6）免疫性涎腺炎（Sjögren综合征、Heerfordt综合征）
   （7）涎石引起的涎腺炎
2. **囊肿性病变**
   （1）舌下囊肿
   （2）黏液囊肿
3. **功能异常**
   （1）唾液分泌过多症
   （2）口腔干燥症

1. 涎石

【超声表现】

①在扩张的涎腺管中可见强回声（结石征象）。
②下颌下腺结石可追踪至下颌舌骨肌深侧的口腔底部。
③腮腺结石可从颧骨下方的咬肌表面追踪至颊肌。
④因伴发炎症，涎腺可肿胀。
⑤颌下腺炎症表现为回声减低和实质回声增粗。

【临床特征】

① 腮腺、下颌下腺、舌下腺等导管的炎症、唾液异常滞留可形成结石。

② 通常发生在一侧腺体的导管内，很少发生在腺实质内。

③ 80%以上的涎石发生在下颌下腺，较少发生在腮腺、舌下腺。

④ 导管内结石可引起涎腺区绞痛，而腺实质内结石不引起疼痛。

⑤ 结石阻塞导管，导致唾液排空不畅，引起进食中出现涎腺肿胀和绞痛。进食后不久，上述症状消失。

⑥ 涎石大小、形态不一，可多发。

⑦ 经常并发涎腺炎。

病例1　右侧下颌下腺涎石

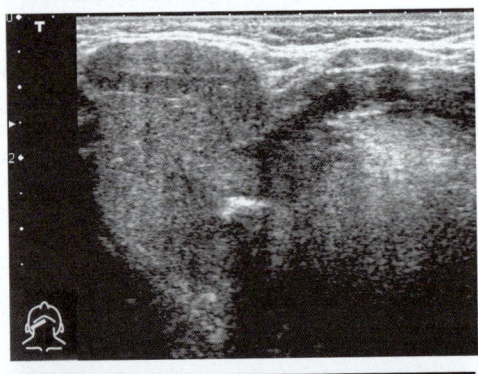
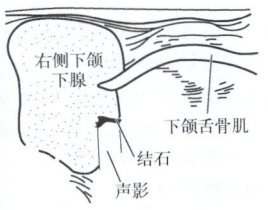

右侧下颌下腺肿胀，回声减低。腺体内显示伴有声影的结石

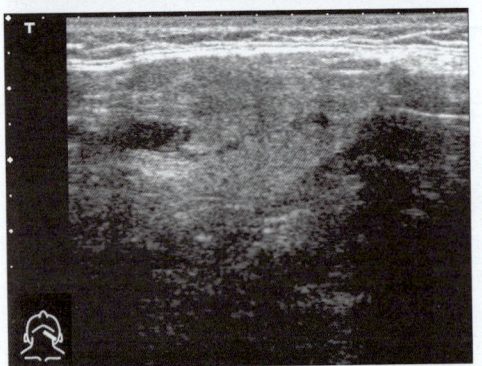
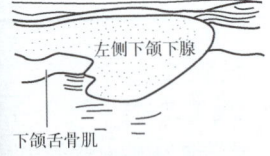

为正常左侧下颌下腺纵切面。与对侧比较，无肿胀、回声减低等征象

第 3 章 涎腺超声诊断 117

病例 2　左侧下颌下腺涎石

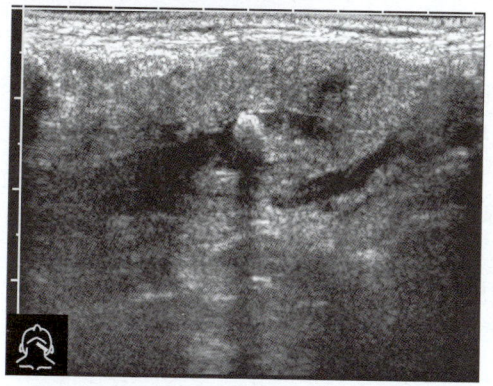

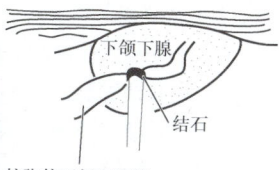

显示扩张的左侧下颌下腺管，管腔内显示伴有声影的结石

病例 3　右侧下颌下腺涎石

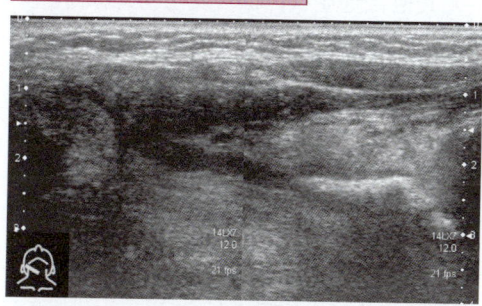

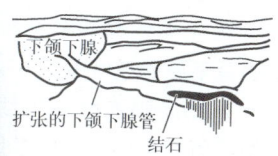

颏下右侧下颌下腺管扩张，管腔内显示较大的结石

病例 4　左侧腮腺管内涎石

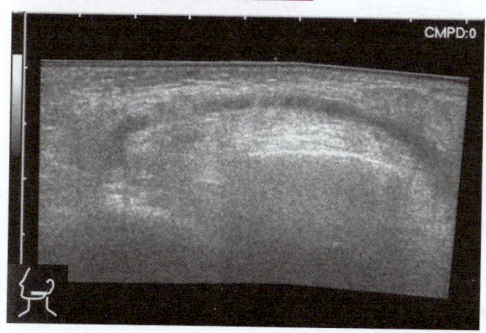

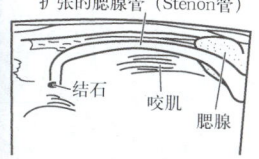

显示扩张的左侧腮腺导管。导管从腮腺内部扩张至口腔前庭，在开口附近可见结石

2. 涎腺囊肿

【超声表现】

①为后方回声增强的囊性肿物。

②舌下囊肿表现为口腔底部的囊肿征象，常为单房。

③颌下型舌下囊肿表现为横跨下颌舌骨肌的颌下区囊肿征象。

【临床特征】

①涎腺囊肿是因涎腺先天发育异常、损伤、炎症、瘢痕导致小导管闭锁，引起唾液外漏、潴留而形成。

②舌下腺的潴留性囊肿称为舌下囊肿（ranula）。

③舌下囊肿分3种类型，分别为局限于口底的舌下型，位于颌下区的颌下型，位于舌下、颌下区的舌下-颌下型。

④各个年龄段均可发生，无性别差异。

⑤囊肿除了可触及外，无其他自觉症状，但可发生构音障碍。

⑥先天性囊肿罕见，大部分为后天性潴留性囊肿。大涎腺囊肿中的舌下囊肿最常见。

⑦小涎腺囊肿称为黏液囊肿，可发生在小涎腺分布区域口腔黏膜的任何一个部位，但多见于下唇。

图 舌下囊肿的发生部位

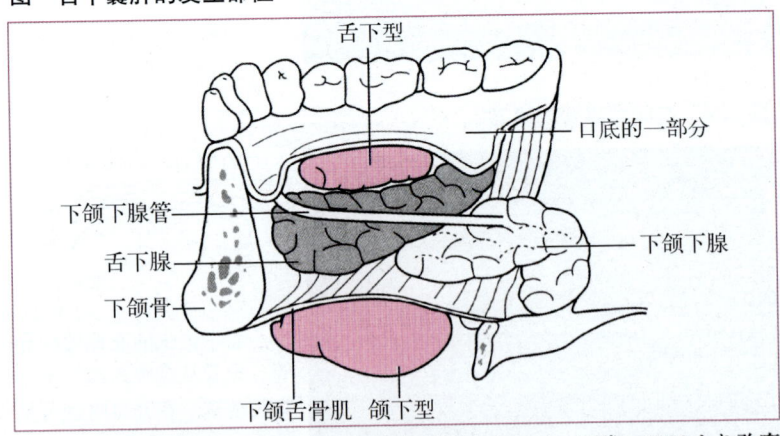

小松崎篤编：耳鼻咽喉・頭頸部手術アトラス 下卷．2000より改变

病例1 左侧舌下型舌下囊肿

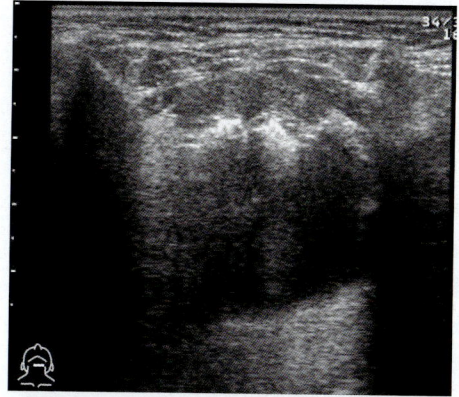

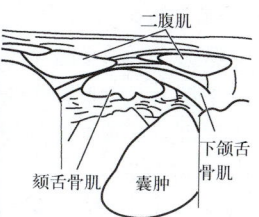

为颏下横切面,左侧舌下腺区显示囊性肿物

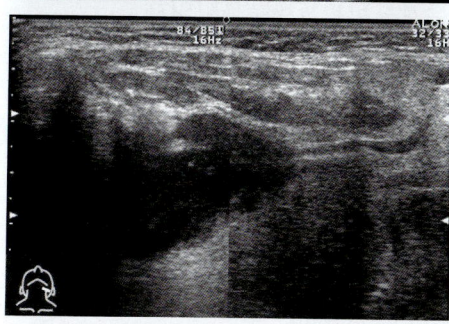

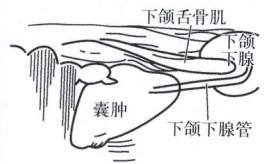

此囊性肿物为舌下型舌下囊肿,尚未横跨下颌舌骨肌。另外,下颌下腺管轻度扩张

病例2 右侧腮腺囊肿

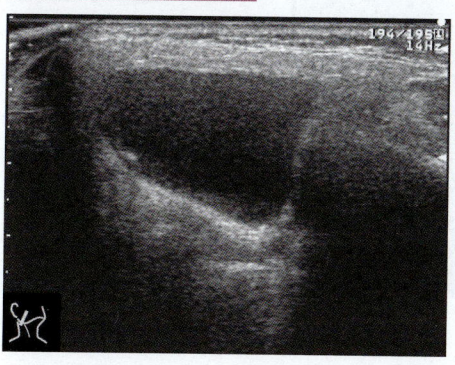

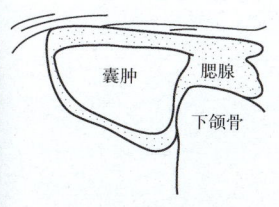

为右侧腮腺横切面,显示右侧腮腺内无回声囊性肿物

3. Sjögren 综合征

【超声表现】

① 腮腺、下颌下腺呈不均匀低回声。

② 腮腺、下颌下腺实质回声不均，可见多发点状、线状高回声。

③ 腮腺、下颌下腺与周围组织分界不清楚。

【临床特征】

① Sjögren 综合征是根据瑞典眼科医生亨利·舍格林 1933 年发表的干燥性角膜结膜炎的论文而命名的综合征，是涎腺、泪腺等外分泌腺的慢性炎症性改变导致腺体功能低下，引起干燥性角膜结膜炎、口腔干燥等病变的自身免疫性疾病。

② 分为原发性和继发性，原发性不合并其他结缔组织病，继发性可伴发慢性风湿性关节炎、全身红斑狼疮等结缔组织病。

③ 病理组织学表现为腺细胞的萎缩和淋巴细胞的浸润、肌上皮细胞的增生。

④ 好发于 40～60 岁女性。

⑤ 可合并恶性淋巴瘤。

Sjögren 综合征

右侧腮腺纵切面

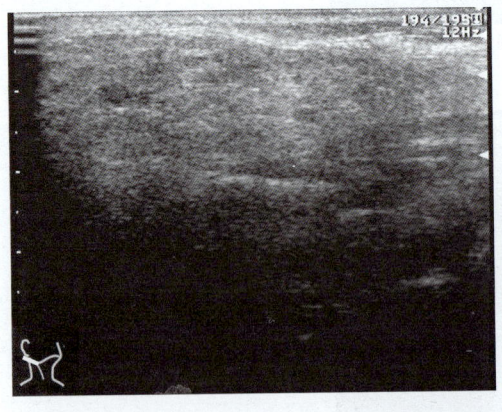
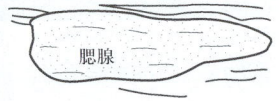

腮腺略变薄，实质回声不均匀

左侧下颌下腺横切面

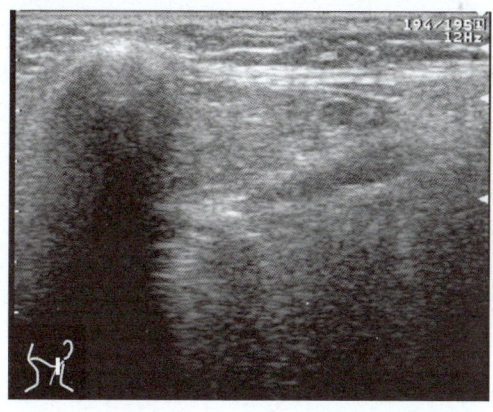

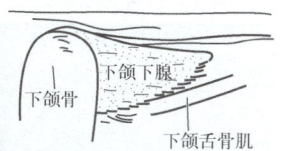

下颌下腺实质回声不均匀，边缘毛糙

4. 流行性腮腺炎

【超声表现】

① 腮腺肿胀。
② 腮腺回声不均匀。
③ 不发生类似化脓性腮腺炎的腺体内脓肿。

【临床特征】

① 是由流行性腮腺炎病毒感染引起的急性腮腺炎。
② 多见于幼儿至学龄儿童。
③ 引起单侧或双侧腮腺疼痛性肿胀。
④ 发病后 1 周至 10 天病情可缓解。
⑤ 可合并颌下腺炎。

病例1　流行性腮腺炎

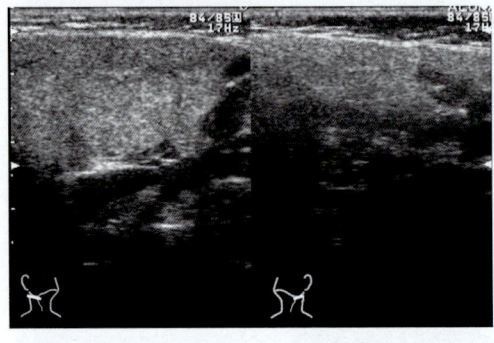
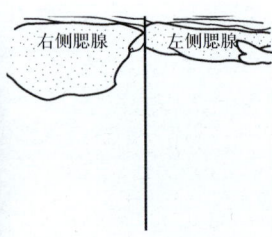

显示右侧腮腺厚于左侧腮腺

病例2　流行性腮腺炎

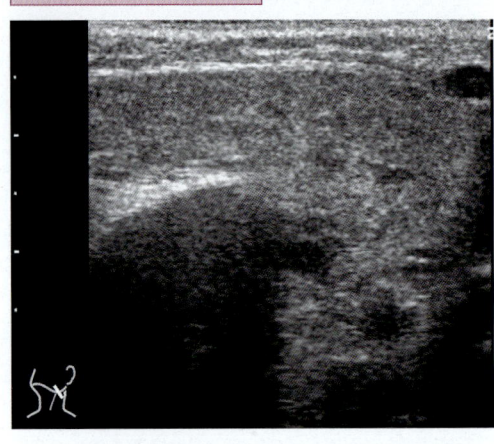
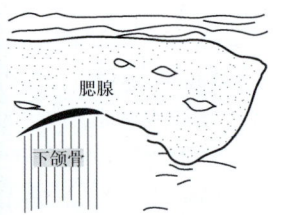

左侧腮腺肿胀，下颌骨前方的腮腺组织增厚

5. 慢性涎腺炎

【超声表现】

①下颌下腺回声减低、边缘肿胀圆钝。

②慢性硬化性颌下腺炎表现为整体或局部下颌下腺呈低回声，似边界清楚的肿瘤。与下颌下腺肿瘤不同，面动脉、面静脉、下颌下腺管的走行相对保持不变。

【临床特征】

①涎石、异物等引起的唾液排空障碍、逆行性感染等原因所致的病变。常发生于下颌下腺。

②涎腺发生慢性肿胀,变硬,轻度压痛。

③下颌下腺经数月至数年发生渐进、无痛性肿胀和硬化,可引起慢性硬化性颌下腺炎。组织学表现为腺泡萎缩和变性、纤维增生、炎性细胞浸润等。也称为 Küttner 瘤(Küttner's tumor)。该病常发生在单侧,也可累及双侧。

慢性硬化性颌下腺炎

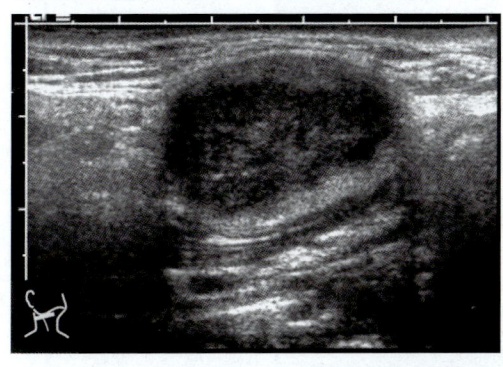

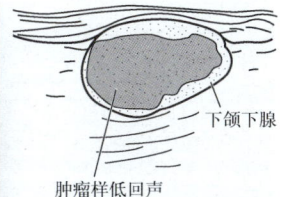

下颌下腺

肿瘤样低回声

为右侧下颌下腺肿瘤样病变,几乎整个腺体呈低回声,仅在边缘显示正常腺体。由于双侧下颌下腺均出现相同改变,故诊断为慢性硬化性颌下腺炎

6. 儿童复发性腮腺炎

【超声表现】

①腮腺肿胀。

②腮腺内出现多发低回声区。

【临床特征】

①是由于扩张的腮腺导管终末段内唾液瘀滞引起的反复感染。致病菌为链球菌、奈瑟菌等口腔常驻菌群,上述菌群感染口腔内腮腺管开口。

②常见于 10 岁以下儿童,无性别差异。

③单侧或双侧腮腺反复肿胀。
④出现发热、疼痛、腮腺管排脓等症状。

儿童复发性腮腺炎

右侧腮腺纵切面

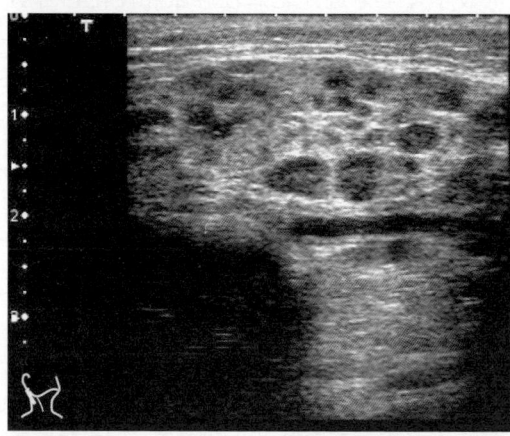
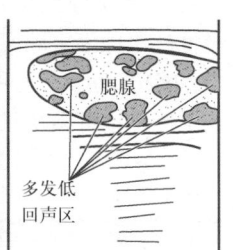

显示腮腺内多发低回声区

右侧腮腺横切面

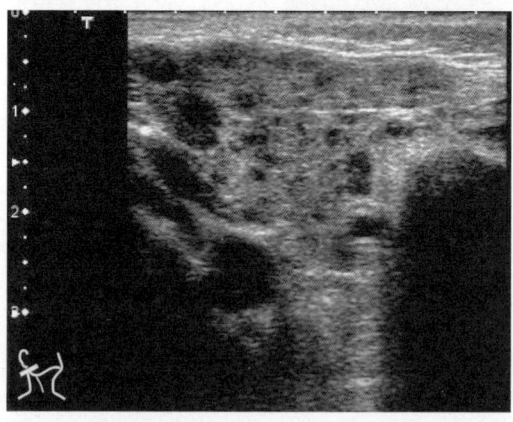
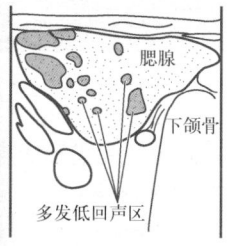